Taylor
«Im Dunkeln würfeln»

Verlag Hans Huber
Programmbereich Pflege

Beirat Wissenschaft:
Angelika Abt-Zegelin, Dortmund
Silvia Käppeli, Zürich
Doris Schaeffer, Bielefeld

Beirat Ausbildung und Praxis:
Jürgen Osterbrink, Salzburg
Christine Sowinski, Köln
Franz Wagner, Berlin

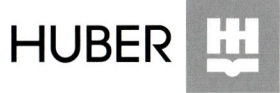

Weitere Bücher zum Thema Demenz

Pflege-Sachbuch

Bowlby Sifton
Das Demenz-Buch
Ein «Wegbegleiter» für Angehörige, Pflegende und Aktivierungstherapeuten
2., durchges. u. erg. Auflage
2011. ISBN 978-3-456-84928-7

Bryden
Mein Tanz mit der Demenz
Trotzdem positiv leben
2011. ISBN 978-3-456-84945-4

Taylor
Alzheimer und Ich
«Leben mit Dr. Alzheimer im Kopf»
3., erg. Auflage
2011. ISBN 978-3-456-84972-0

Taylor
Der moralische Imperativ des Pflegens
2011. ISBN 978-3-456-84972-0

Whitehouse/George
Mythos Alzheimer
Was Sie schon immer über Alzheimer wissen wollten, Ihnen aber nicht gesagt wurde
2009. ISBN 978-3-456-84690-3

Zeisel
«Ich bin noch hier»
Der Demenz trotzen mit Musik, Kunst und sozialen Beziehungen
2011. ISBN 978-3-456-84909-6

Weitere Informationen über unsere Neuerscheinungen finden Sie im Internet unter: www.verlag-hanshuber.com.

Richard Taylor

«Im Dunkeln würfeln»

Portraits, Bilder und Geschichten einer Demenz

Mit Fotografien von Jürgen Georg

Verlag Hans Huber

Richard Taylor. PhD, Psychologe, Demenz-Aktivist, Cyprus, Texas USA
richardtaylorphd@gmail.com
www.richardtaylorphd.com

Jürgen Georg. Fotograf, RGN, Pflegelehrer, -wissenschaftler (MScN), Lektor
juergen.georg@hanshuber.com

Lektorat: Jürgen Georg, Gabie Vef-Georg
Übersetzungen: Elisabeth Brock, Gabriele Kreutzner, Jürgen Georg
Textauswahl: Jürgen Georg, Dr. Diana Staudacher, Gabie Vef-Georg
Bildauswahl und -komposition: Jürgen Georg, Gabie Vef-Georg
Gestaltung und Herstellung: Peter E. Wüthrich
Titelbild und Fotos im Innenteil: Jürgen Georg
Druckvorstufe: punktgenau GmbH, 77815 Bühl
Druck und buchbinderische Verarbeitung: Kösel, Krugzell
Printed in Germany

Bibliografische Information der Deutschen Nationalbibliothek
Die Deutsche Nationalbibliothek verzeichnet diese Publikation in der Deutschen Nationalbibliografie; detaillierte bibliografische Angaben sind im Internet über http://dnb.d-nb.de abrufbar.

Anregungen und Zuschriften bitte an:
Verlag Hans Huber
Lektorat: Pflege
z.Hd.: Jürgen Georg
Länggass-Strasse 76
CH-3000 Bern 9
Tel: 0041 (0)31 300 4500
Fax: 0041 (0)31 300 4593
verlag@hanshuber.com
www.verlag-hanshuber.com

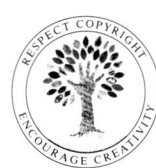

Dieses Werk, einschließlich aller seiner Teile, ist urheberrechtlich geschützt. Jede Verwertung außerhalb der engen Grenzen des Urheberrechtes ist ohne schriftliche Zustimmung des Verlages unzulässig und strafbar. Das gilt insbesondere für Kopien und Vervielfältigungen zu Lehr- und Unterrichtszwecken, Übersetzungen, Mikroverfilmungen sowie die Einspeicherung und Verarbeitung in elektronischen Systemen.
Die Verfasser haben größte Mühe darauf verwandt, dass die therapeutischen Angaben insbesondere von Medikamenten, ihre Dosierungen und Applikationen dem jeweiligen Wissensstand bei der Fertigstellung des Werkes entsprechen.
Da jedoch die Pflege und Medizin als Wissenschaft ständig im Fluss sind, da menschliche Irrtümer und Druckfehler nie völlig auszuschließen sind, übernimmt der Verlag für derartige Angaben keine Gewähr. Jeder Anwender ist daher dringend aufgefordert, alle Angaben in eigener Verantwortung auf ihre Richtigkeit zu überprüfen.
Die Wiedergabe von Gebrauchsnamen, Handelsnamen oder Warenbezeichnungen in diesem Werk berechtigt auch ohne besondere Kennzeichnung nicht zu der Annahme, dass solche Namen im Sinne der Warenzeichen-Markenschutz-Gesetzgebung als frei zu betrachten wären und daher von jedermann benutzt werden dürfen.

Teile des vorliegenden Buches sind eine Übersetzung aus dem Amerikanischen. Der Originaltitel lautet «Alzheimer's from the inside out» von Richard Taylor, [dt.: «Alzheimer und Ich»].
© 2007 für diese Buchteile. Health Professions Press, Baltimore.

1. Auflage 2011
© 2011 by Verlag Hans Huber, Hogrefe AG, Bern
(E-Book-ISBN 978-3-456-94968-0)
ISBN 978-3-456-84968-3

Inhaltsverzeichnis

Einleitung 7	Brüche 50	Miteinander reden 92
	Verluste? 52	Zwiegespräche – Selbstgespräche 94
Im Dunkeln würfeln 8	Reaktionen 54	Worte 96
Worum es geht 10	Freunde und Kollegen 56	Reden, Denken, Schweigen 98
Frühe Diagnose 12	Gleichgesinnte 58	Schreiben 100
Brücken 14	Pflegeheime – Bewohner –	Es kommt Klarheit ins Leben,
Rückzug? 16	Angehörige 60	wenn es auf dem Spiel steht 102
Ein Fremder in der Fremde 18	Wo gehst Du hin? 62	Knocking on Richards door 104
Hinter Alzheimer-Gardinen 20	Ellbogengesellschaft 64	Ein- und Aussichten 106
Kognitive Reserven 22	Gefeuert 66	Lebensfunken 108
Intelligenz 24	Lügen 68	Wünsche 110
Absturz 26	Nicht-Wissen 70	Mein kleines Licht 112
Kleine Schnitte 28	Das hab' ich vergessen 72	Pharma-Zeutika und Sozio-Zeutika 114
Leben wie im Fegefeuer 30	Wer bin ich, und wenn ja,	Demenzfreundliche Kommunen 116
Alzheimer? 32	wie viel Richard? 74	Mit uns – statt über uns 118
Gedächtnisflure 34	Alzheimer-Avenue 1 76	Letzter Akt 120
Angst 36	Alzheimer-Avenue 2 78	
Angst-Elefanten 38	Mein Champion 80	
Ungewissheit 40	Gärtnern 82	Wanderausstellung 122
Weniger Kopf, dafür mehr Herz 42	Ich setze auf Pflanzen 84	Literaturverzeichnis 123
Halb voll oder halb leer 44	Auf den Hund gekommen 86	Internet-Link 123
Ich bin ein leeres Gefäß... 46	Warten auf Godot 88	Autorenverzeichnis 124
Millionen Dr. Alzheimer 48	Ich bin Richard, verdammt 90	

Einleitung

Richard Taylor (68), der Psychologieprofessor aus Houston Texas erhielt 2001 im Alter von 58 Jahren die Diagnose «Demenz, vermutlich vom Alzheimer-Typ». Er begann daraufhin seine Gedanken und Erfahrungen aufzuschreiben, um besser zu verstehen, was in ihm vor sich ging. Aus diesen Dokumenten entstand sein Buch «Alzheimer und Ich». Richard Taylor ist heute der prominenteste Alzheimer-Aktivist der USA. Eine Auswahl von Texten aus seinem Buch, aus verschiedenen Interviews und aus Richard Taylors Blog, bildet die Grundlage dieses Bild-Text-Bandes. Die Texte beschreiben, wie Richard Taylor seine Diagnose erfahren hat, wie er Symptome seiner Demenz-Erkrankung erlebt, wie seine Umgebung auf ihn reagiert, und sie bringen Wünsche und Forderung von Richard Taylor zum Umgang mit Menschen mit Demenz auf den Punkt.

Die Auswahl der Texte erfolgte durch Jürgen Georg, Dr. Diana Staudacher und Gabie Vef-Georg. Jürgen Georg illustrierte die Texte mit seinen Fotos. Die Bilder wurden ausgewählt und zusammengestellt von Jürgen Georg und Gabie Vef-Georg.

Wir hoffen, mit dieser Auswahl und Darstellung Betroffenen, Angehörigen und Gesundheitsberufen den Zugang zu Richard Taylors Gedanken zu erleichtern und seiner Forderung nach einer menschenwürdigen Pflege von Menschen mit einer Demenz Nachdruck zu verleihen.

Bern, im Frühjahr 2011
Jürgen Georg

Im Dunkeln würfeln

Jedes Mal, wenn ich ein Wort nicht finde, habe ich wahnsinnige Angst. Was werde ich fühlen, wenn ich keine Worte mehr habe? Manchmal, vor allem wenn ich müde bin, klingen meine Sätze für mich, als würde ich im Dunkeln würfeln. Ich weiß, ich habe gewürfelt, ich höre es auf dem Tisch klacken, aber ich weiß nicht, was ich gewürfelt habe, weil ich im Dunkeln stehe.

Taylor, R.; Lakotta, B. (2010): Ein Leben wie im Fegefeuer. DER SPIEGEL 9 (Interview)

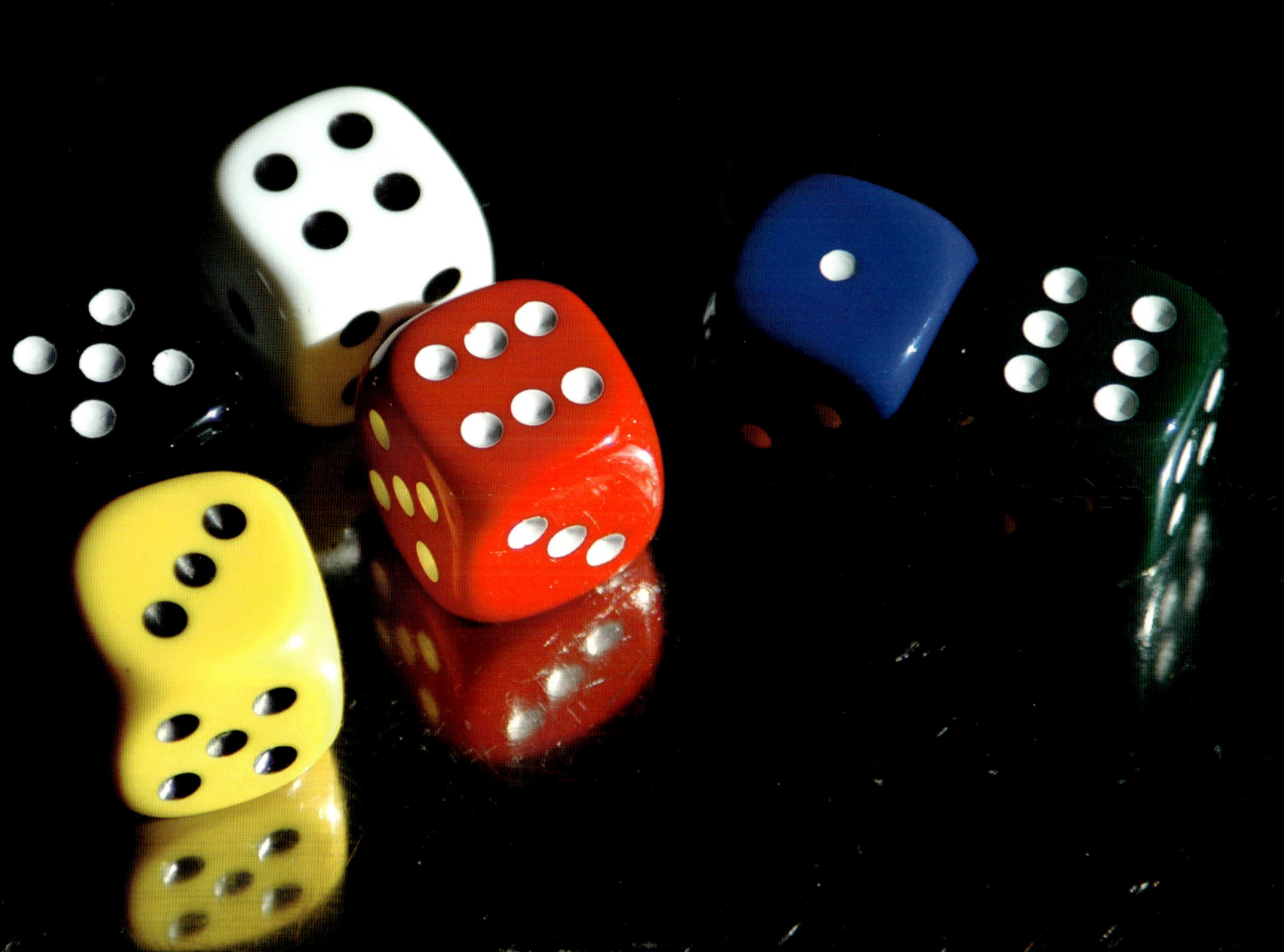

Worum es geht

Ich bin nicht du und kann es nie werden.

Ich bin nicht der, für den ihr mich haltet.

Ich bin nicht der, den ihr gerne hättet.

Ich widerstehe einem erlernten und tief eingegrabenen Drang, so zu werden, wie ihr mich gerne hättet.

Euer derzeitiges Verhalten hilft mir nicht, derjenige zu sein, der ich gerne sein möchte, und zwar so lange ich es möchte und kann.

Es wäre für beide Seiten leichter, wenn ich einfach «aufgeben» und ihr einfach «nachgeben» würdet, wenn ich zu einem immer kleineren Kind würde und ihr meine Eltern würdet.

Ihr seid nicht ich und könnt es nie werden.

Taylor, R. (2010): Alzheimer und Ich – «Leben mit Dr. Alzheimer im Kopf». 2. A. Bern: Huber.

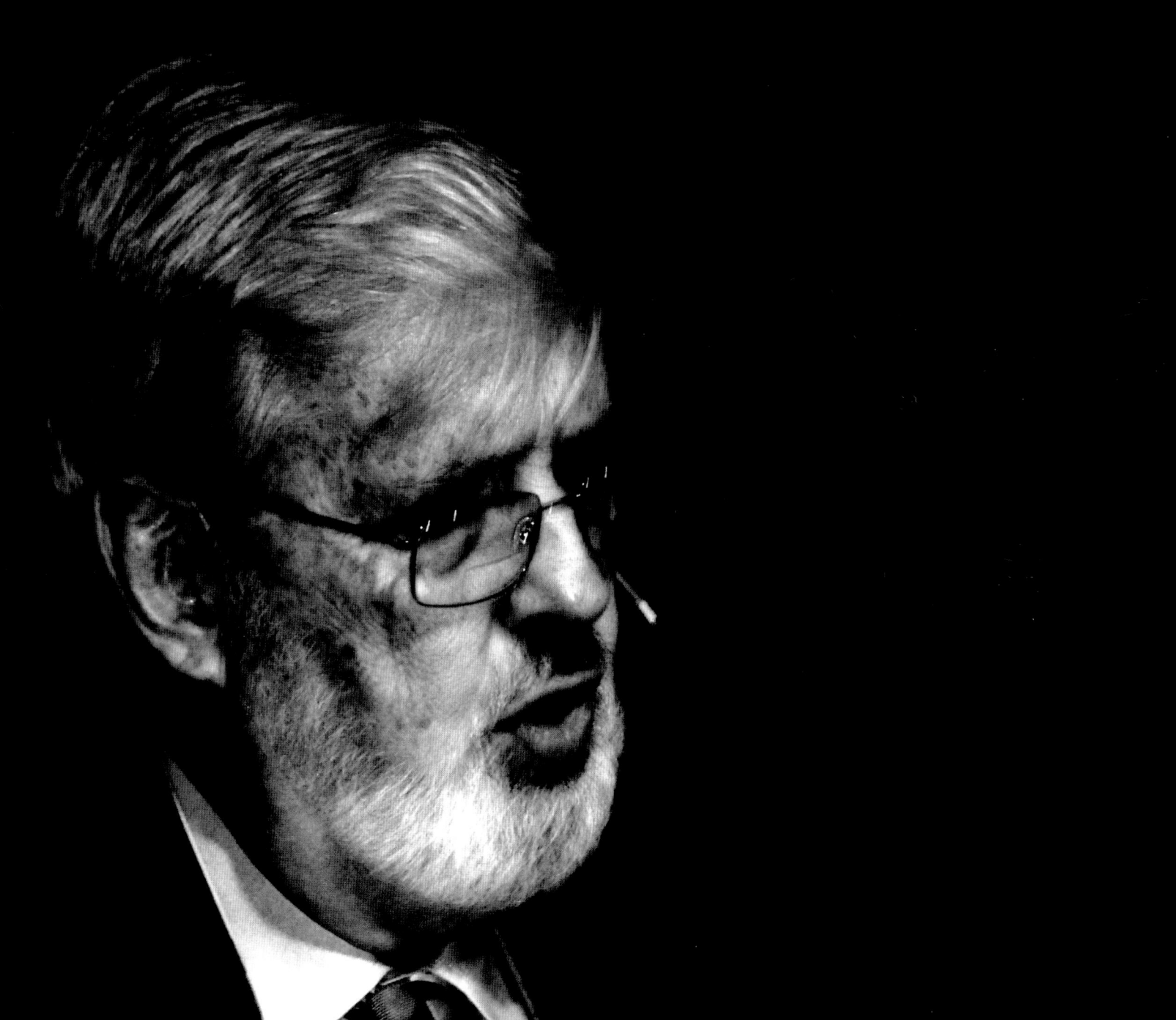

Frühe Diagnose

Jürgen Georg: Würden Sie sagen, dass es ein Vorteil für Sie war, so früh von der Erkrankung zu erfahren oder eher ein Nachteil, so früh zu wissen, was vielleicht kommen mag?

Linda Taylor: Das ist eine sehr schwere Frage. Die frühe Diagnose hat unser Leben viel früher verändert, als es notwendig gewesen wäre. Ich glaube, wir sind durch dieses frühe Wissen ein anderes Paar geworden, das war sehr hart.

Richard Taylor: Wissen Sie, die Frage kann ich sowohl mit «Ja» als auch mit «Nein» beantworten. «Ja», weil du verstehst, was mit dir geschieht. «Nein», weil es so einschneidend ist, wenn dir jemand sagt, dass da etwas schief läuft mit deinem Gehirn, dass du dein Selbst verlieren wirst.

Taylor, R.; Georg, J.: «Jeden Tag stehe ich auf und sage «Hallo» (Interview). NOVA 40 (2009) 5: 24–25.

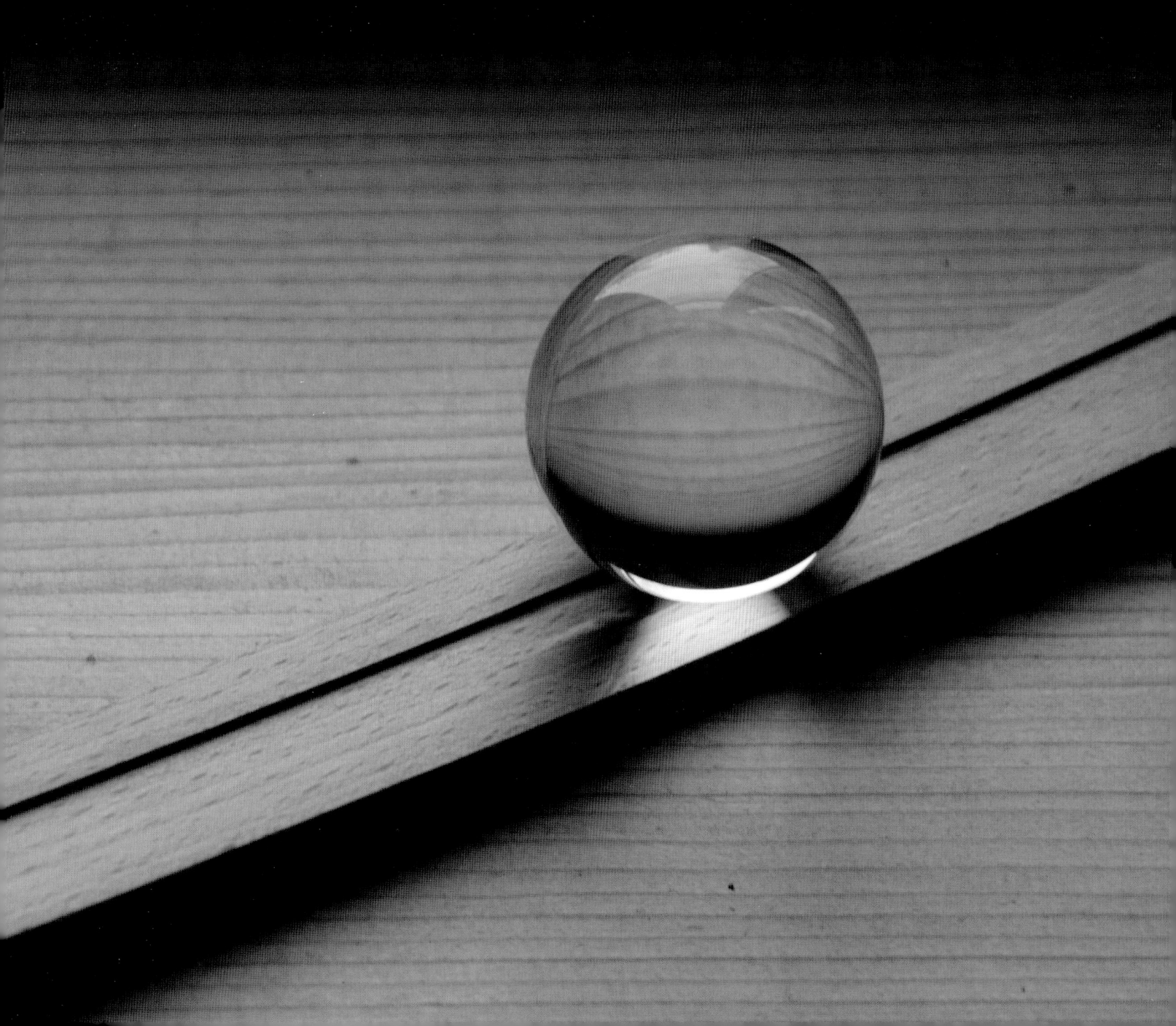

Brücken

Wie die meisten habe ich sofort nachdem ich die Diagnose Demenz erhielt, eine Wand um mich hochgezogen und mich eingeschlossen. Ich wollte mich nicht damit auseinandersetzen, meine Familie wollte sich nicht damit auseinandersetzen. Ich wollte nicht, dass mein Arbeitgeber sich damit auseinandersetzen muss und ich wollte nicht mit einem Schild um den Hals herumlaufen, auf dem steht: «Ich habe Demenz». Also habe ich mich versteckt. Ich habe auf Brücken gewartet, über die ich gehen konnte. Schließlich fehlte mir ja nichts, so sagte ich mir wenigstens.

Was ich nicht erkannte war, dass die höchste und schwerste zu überwindende Brücke die ist, die Tatsache anzunehmen, dass ich eine Demenz […] habe. Zu warten, bis die Symptome so eindeutig, so gefährlich und gravierend werden, dass etwas getan werden muss, weil mein Wohlergehen gefährdet ist, ist der falsche Weg, mit der Demenz zu leben. Leider ist das die Art, wie die meisten von uns unser Leben leben.

Richard Taylor in: Demenz Support Stuttgart (Hrsg.) (2010): «Ich spreche für mich selbst» – Menschen mit Demenz melden sich zu Wort. Frankfurt: Mabuse.

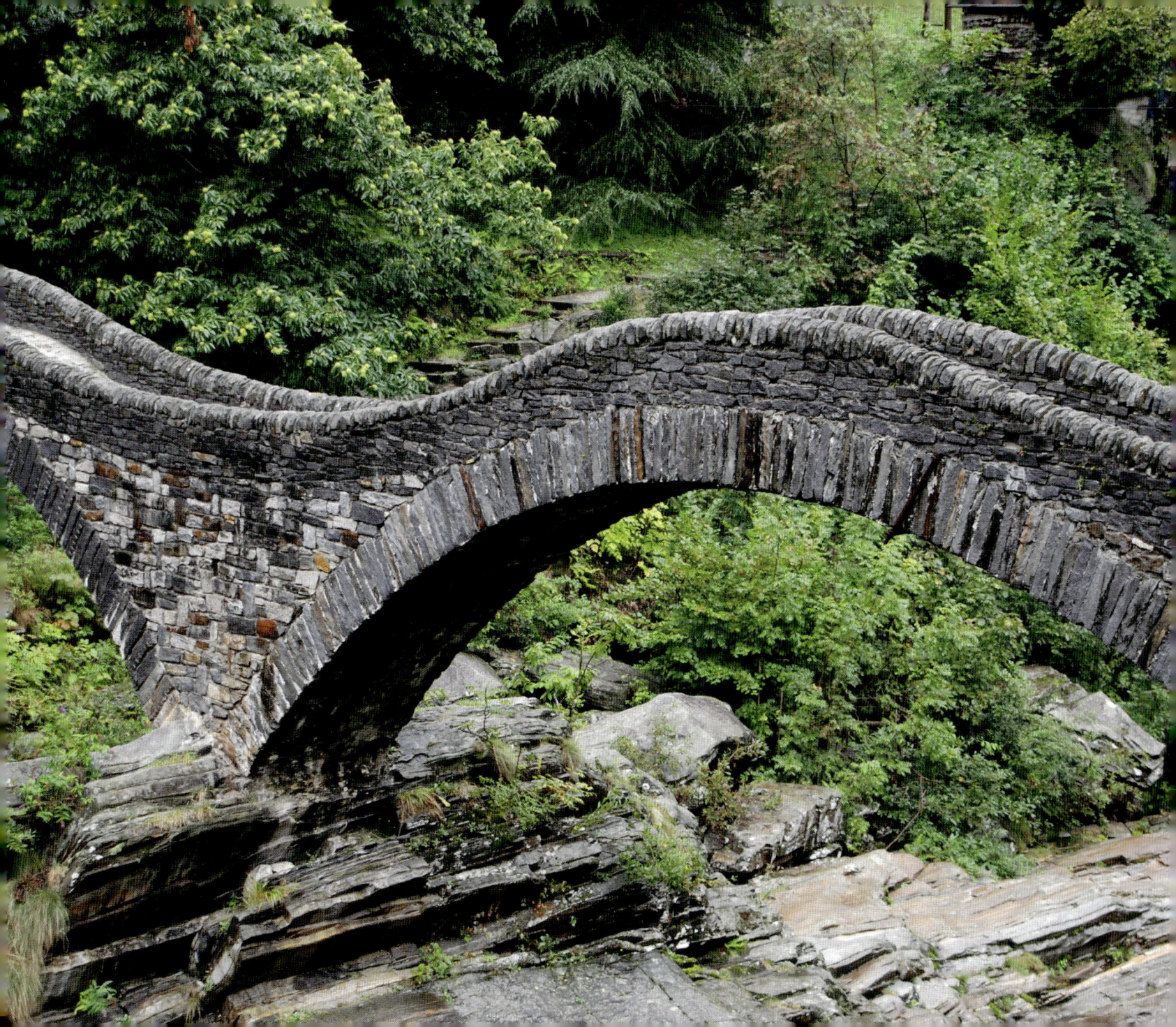

Rückzug?

Ich bin zu dem Ergebnis gekommen, dass das, was ich und andere brauchen, die mit einer Demenz von möglicherweise dem oder jenem Typ leben, Soziozeutika sind statt Pharmazeutika. Demenz ist eine soziale Erkrankung. Ihre tiefgehenden Symptome betreffen nicht die physiologischen Einzelheiten, sondern die psychologischen. Die vergifteten Beziehungen, sie verändern auf unerklärliche Art die Erwartungen, die Menschen voneinander haben. Ich glaube, dass die psychologischen Veränderungen bei mir in der Überzahl vor den physiologischen sind. Beide interagieren miteinander und bilden eine starke Kraft, die mich ganz allmählich in mich selbst zurückziehen lässt. Das ist nicht gut für mich und auch nicht für meine Familie. Sich in sich selbst zurückzuziehen ist keine Grundlage für eine liebende und gebende Beziehung.

Richard Taylor in: Demenz Support Stuttgart (Hrsg.) (2010): «Ich spreche für mich selbst» – Menschen mit Demenz melden sich zu Wort. Frankfurt: Mabuse.

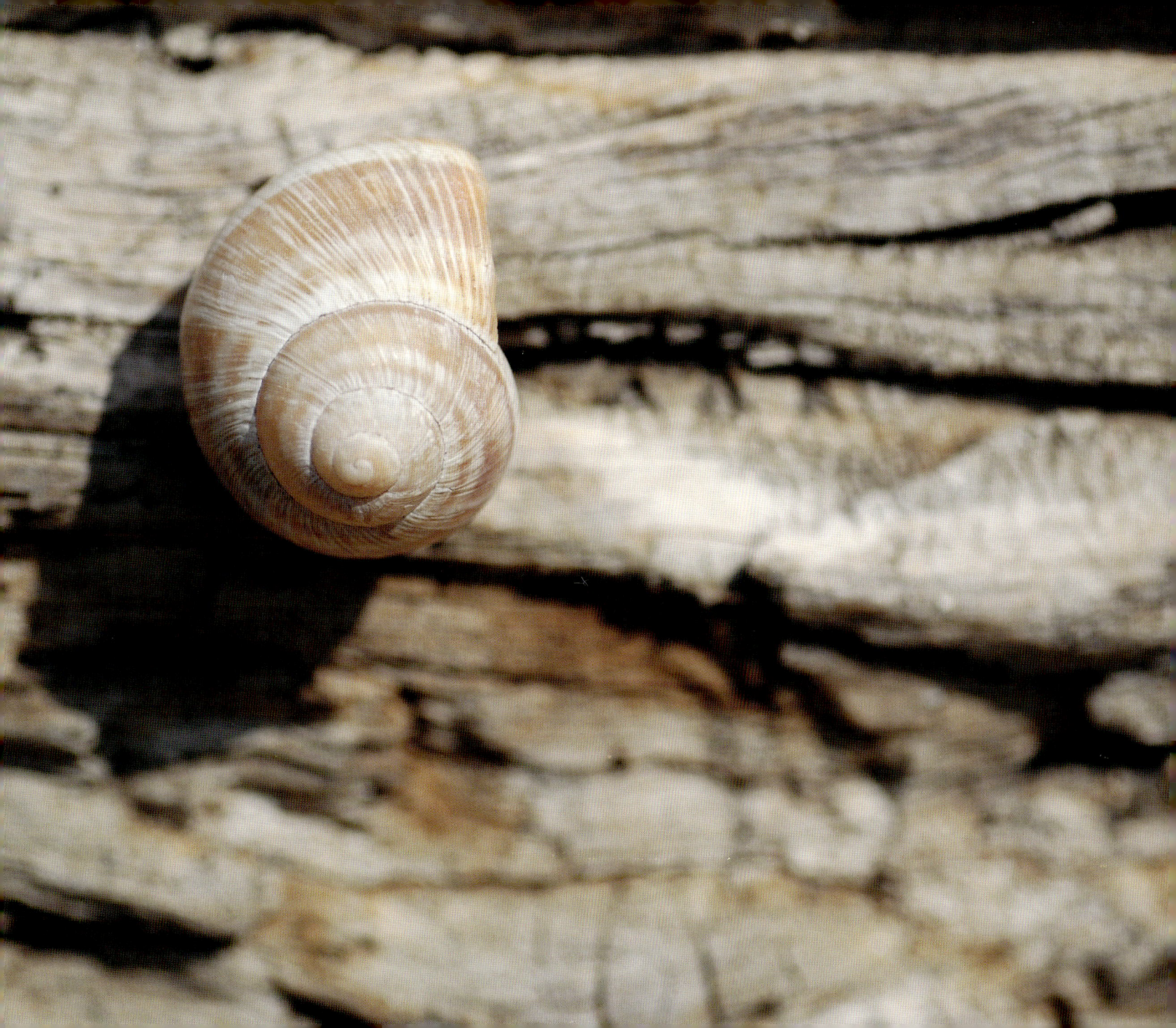

Ein Fremder in der Fremde

An manchen Tagen fühle ich wie ein Fremder in der Fremde, obwohl ich doch Richard und zu Hause bin.

Taylor, R. (2010): Alzheimer und Ich – «Leben mit Dr. Alzheimer im Kopf». 2. A. Bern: Huber.

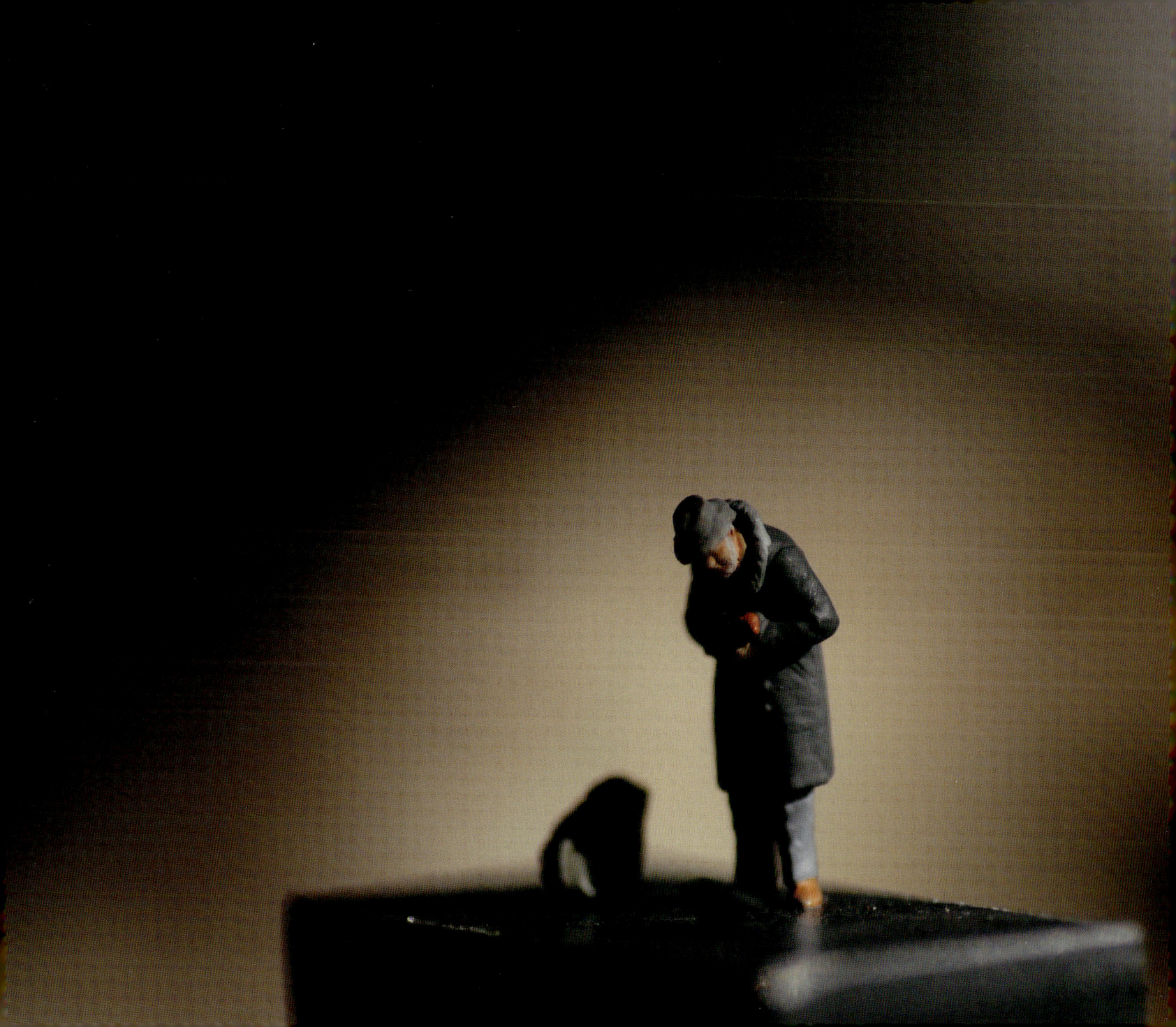

Hinter Alzheimer-Gardinen …

Wenn Leute mich fragen, wie es ist, mit Alzheimer zu leben, dann sage ich immer: Es ist ein Gefühl, als säße ich im Wohnzimmer meiner Großmutter. Ich betrachte die Straße draußen durch ihre Spitzenvorhänge. Die Vorhänge haben Muster mit dicken Knoten, die mir die Sicht versperren. Manchmal bewegen sich die Vorhänge im Luftzug, und ich sehe etwas wieder, und dann schwingt die Gardine zurück, und ich bin wieder abgetrennt von meinen Erinnerungen.

Taylor, R. (2010): Alzheimer und Ich – «Leben mit Dr. Alzheimer im Kopf». 2. A. Bern: Huber.
Taylor, R.; Lakotta, B. (2010): Ein Leben wie im Fegefeuer. DER SPIEGEL 9 (Interview)

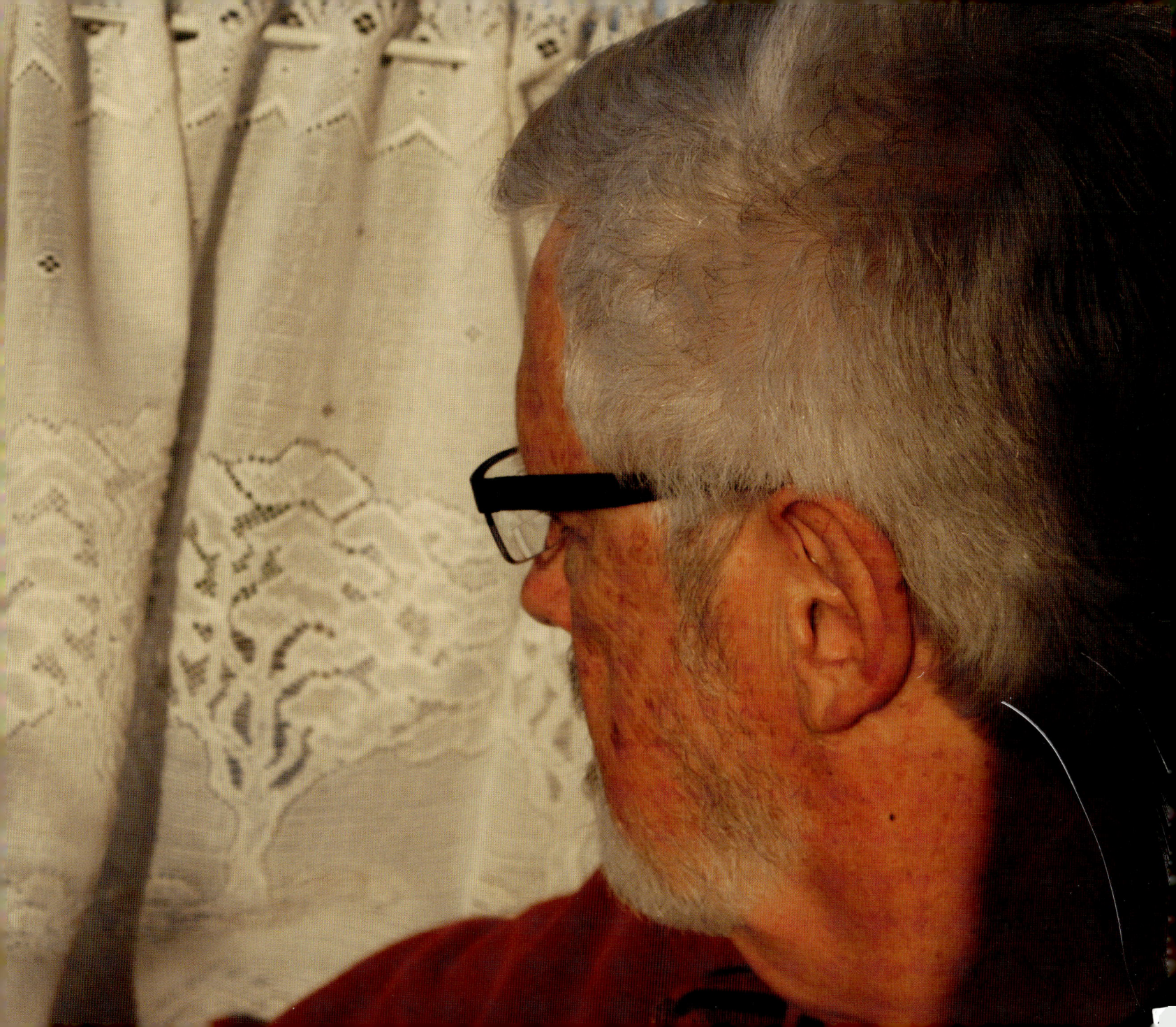

Kognitive Reserven

SPIEGEL: Tatsächlich verläuft bei Ihnen die Krankheit erstaunlich langsam. Wie erklären Sie sich das? […]

Taylor: Ja, wahrscheinlich weil ich eine ziemlich große kognitive Reserve habe. Weil ich ein riesiges Vokabular hatte und schon immer ein sehr guter Redner war. Ich bin neugierig, ich denke mehr über das Denken nach als die meisten. Das hilft mir, gegen die Symptome zu kämpfen. Und ich kann damit auch eine Menge vertuschen. Aber selbst jetzt, während wir sprechen, bemerke ich, dass ich Fragen anders beantworte, als ich es tun würde, wenn ich nur könnte.

Ich habe einen großen Wortschatz, eine laute Stimme und einen Doktortitel: Eine prima Kombination, wenn man versucht, seine ersten Alzheimer-Symptome zu verbergen.

Taylor, R.; Lakotta, B. (2010): Ein Leben wie im Fegefeuer. DER SPIEGEL 9 (Interview)
Taylor, R. (2010): Alzheimer und Ich – «Leben mit Dr. Alzheimer im Kopf». 2. A. Bern: Huber.

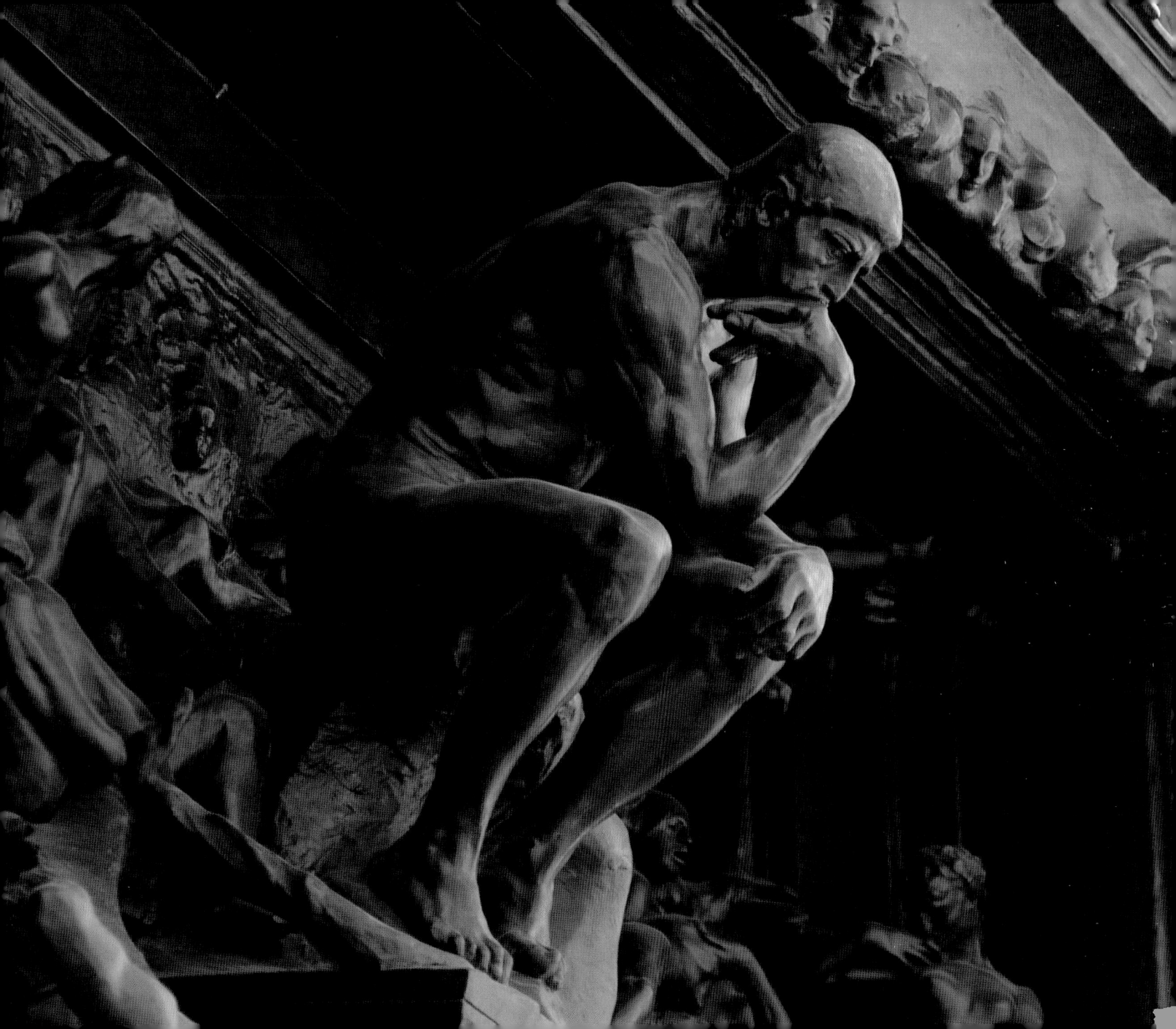

Intelligenz

SPIEGEL: Welche Rolle spielt Intelligenz?

Taylor: Die meisten Leute kennen ihren IQ gar nicht. Aber für mich war das etwas Wichtiges. Es war Teil meiner Identität.

SPIEGEL: In Ihrem Buch haben Sie beschrieben, wie Sie nach einem Test das Gefühl hatten, ins Bodenlose zu stürzen: «Mein IQ ist von 148 auf 114 gefallen. Meine Verarbeitungsgeschwindigkeit ist kaum schneller als die eines Backsteins, und das Bewusstsein meiner selbst ist nahe an dem einer Eidechse.» Man hört die Demütigung heraus.

Taylor: Wenn man als Psychologe auf Testergebnisse schaut, sieht man nicht nur Zahlen. Ich bin diese Zahlen. Man sieht, wie es abwärtsgeht. Das traf mich tief, obwohl es ja kein so extremer Abfall war.

SPIEGEL: Von 148 auf 114? Hm.

Taylor, R.; Lakotta, B. (2010): Ein Leben wie im Fegefeuer. DER SPIEGEL 9 (Interview)

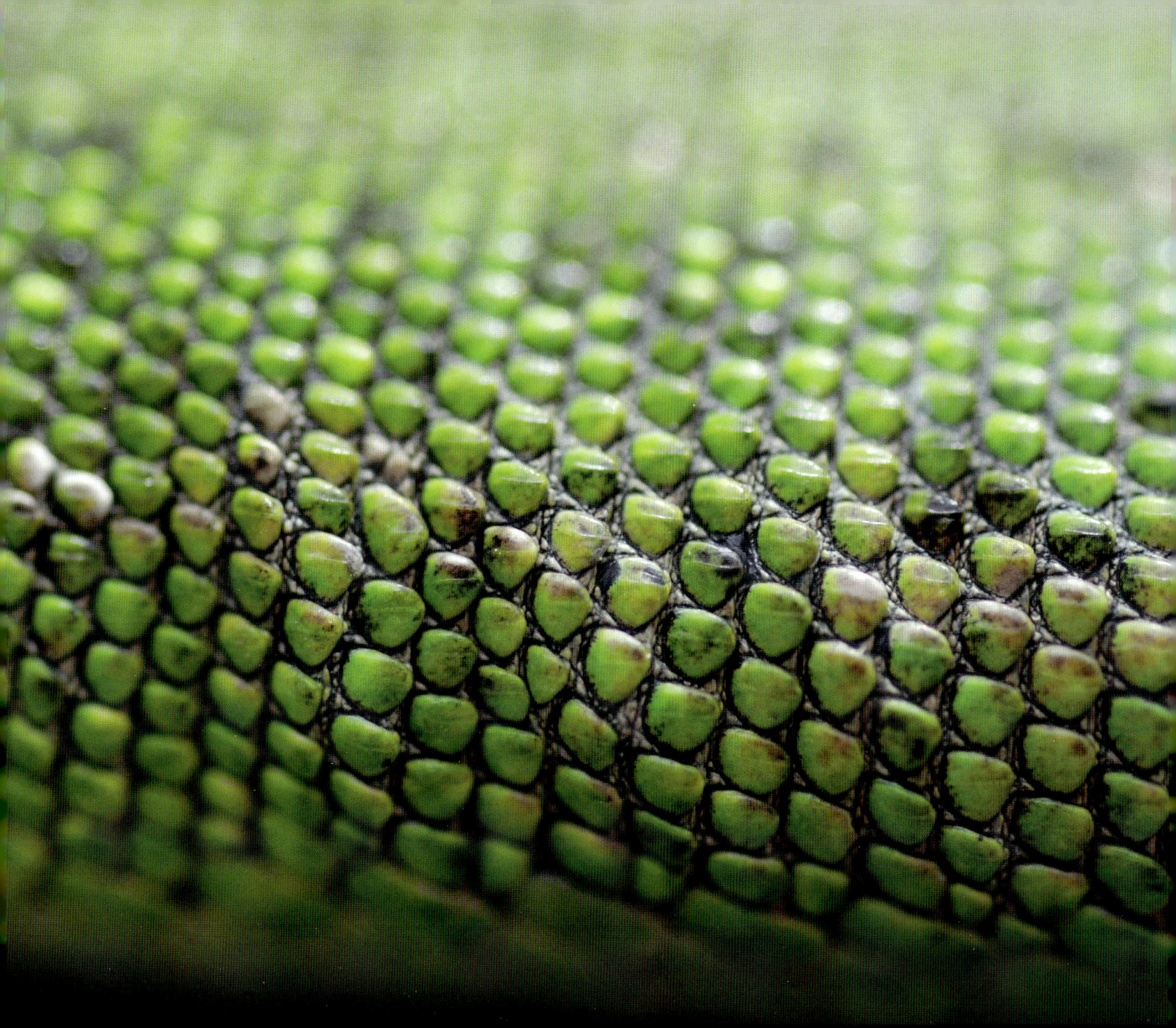

Absturz

Ich bin von dem Plateau gestürzt, auf dem ich ungefähr zehn Monate sicher stand, und befinde mich nun in einer Art ohnmächtigem freiem Fall. Ich habe gerade eine Testbatterie hinter mir, um meinen heutigen Zustand mit dem vor vier Jahren zu vergleichen, und bei diesem Armdrücken liegt Dr. Alzheimer eindeutig vorn. Mein IQ ist von 148 auf 114 gefallen. Was das Kurzzeitgedächtnis angeht, befinde ich mich im untersten Bereich der Standardabweichung […]. Meine Verarbeitungsgeschwindigkeit liegt nur wenig über der eines Backsteins, und mein Selbstbewusstsein ist dem einer Eidechse sehr nahe – natürliche Reflexe vorhanden, Meta-Wahrnehmung kommt und geht, Einsicht und Selbststeuerung ebenfalls schwankend. Ich kann dasitzen und wissen, was ich tun will, dann etwas völlig anderes tun, ohne es zu merken. Das ist soeben geschehen. Es ist fast den ganzen Tag über geschehen.

Während ich dies schreibe, habe ich Tränen in die Augen, viele Tränen, weil ich weiß, dass ich jetzt das Dunkel der Alzheimer-Krankheit betrete.

Taylor, R. (2010): Alzheimer und Ich – «Leben mit Dr. Alzheimer im Kopf». 2. A. Bern: Huber.

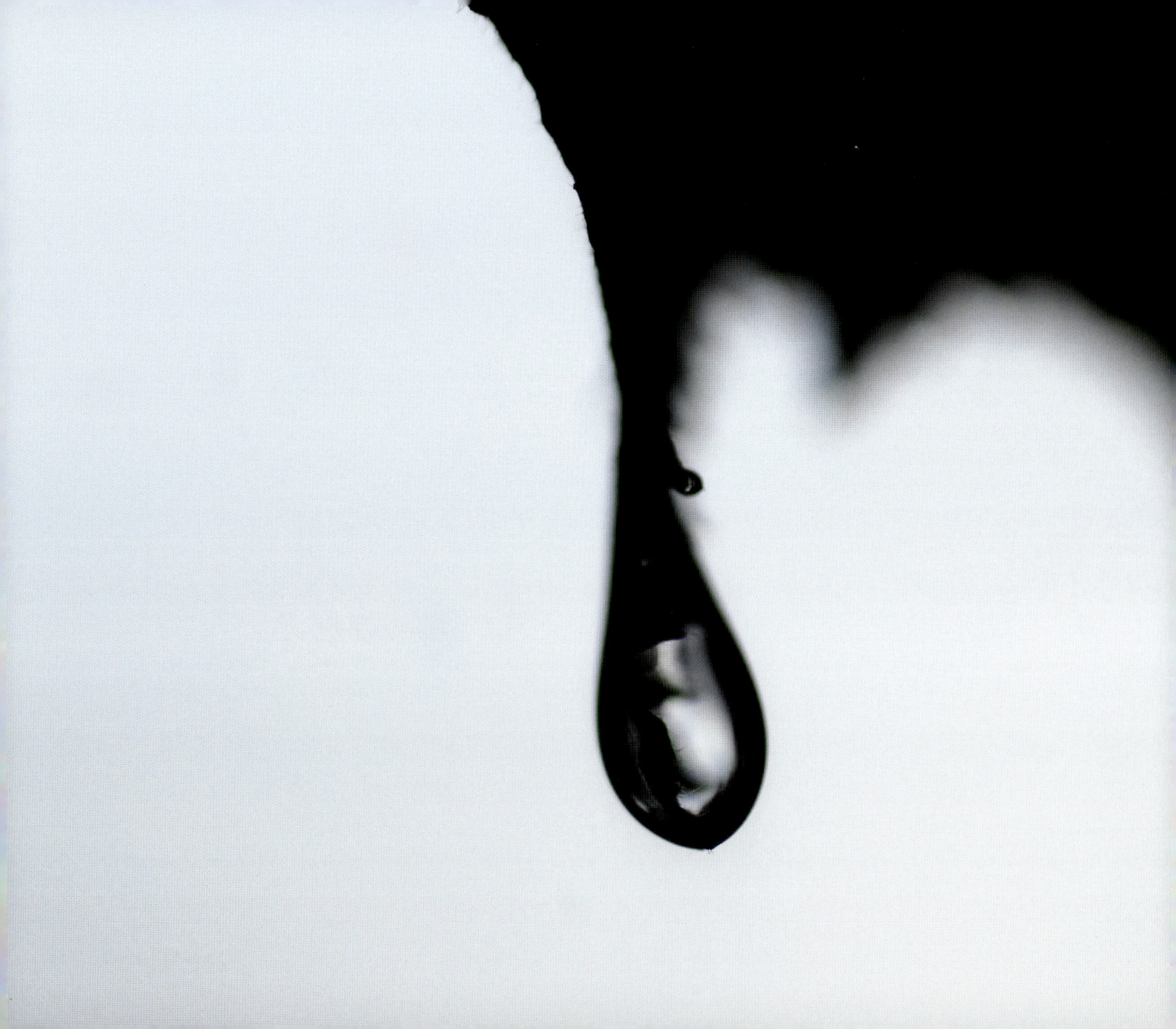

Kleine Schnitte

Zur Frage nach einer besonders eindrücklichen Erfahrung: Es gibt da kein einzelnes traumatisches oder dramatisches Ereignis, das mir einfällt. Ich glaube, es ist eher so, als schneide man sich tausend Mal ein kleines bisschen an Papier, statt ein Mal einen durchschlagenden Hieb mit dem Schwert zu erhalten.

Richard Taylor in: Demenz Support Stuttgart (Hrsg.) (2010): «Ich spreche für mich selbst» – Menschen mit Demenz melden sich zu Wort. Frankfurt: Mabuse.

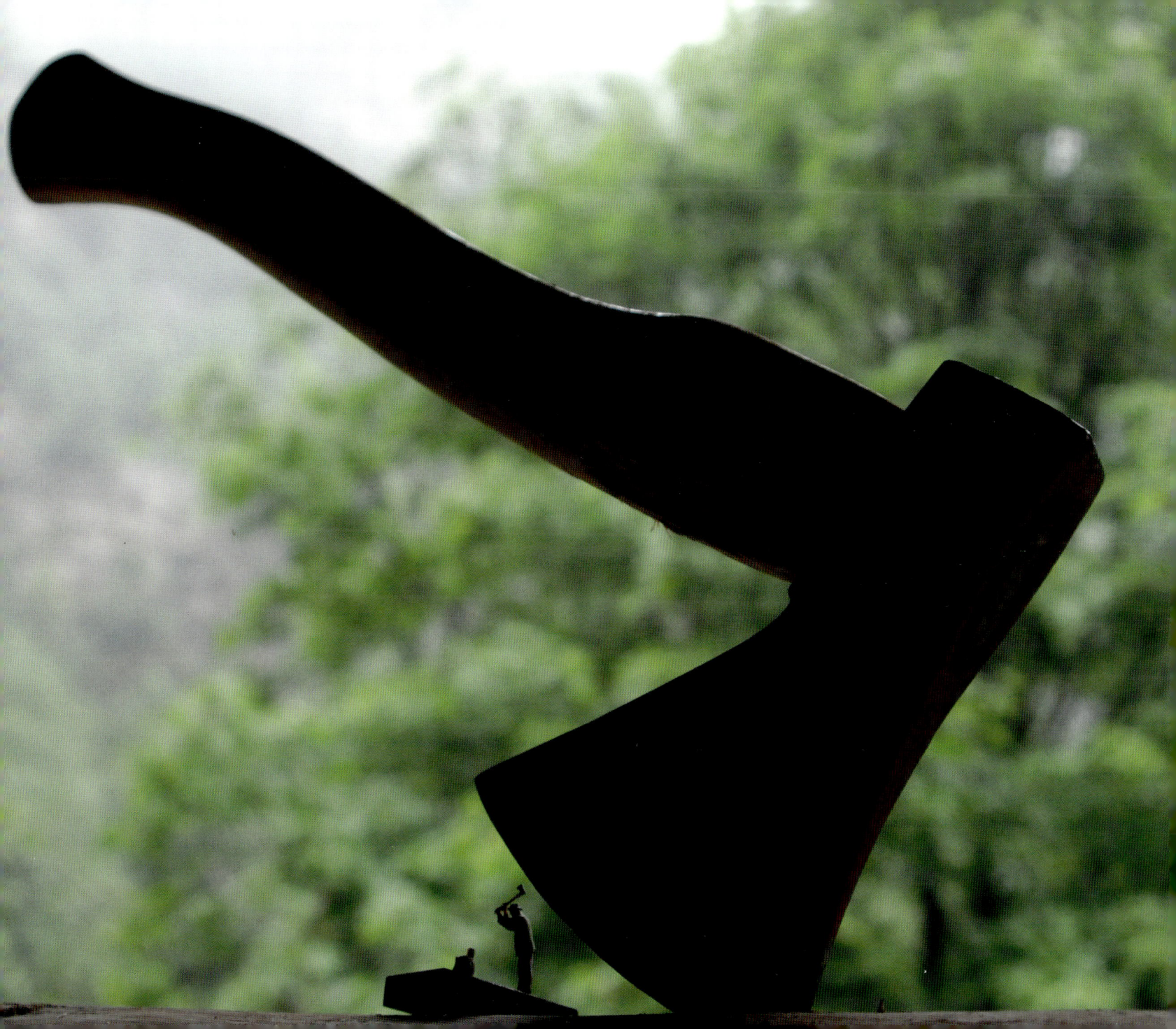

Leben wie im Fegefeuer

Taylor: [...] Es hat ein Jahr gedauert, bis ich die Diagnose bekam. Die nehmen sich Zeit für die vielen Untersuchungen. Aber die Ungewissheit war wie leben im Fegefeuer. Danach kam die Hölle.

SPIEGEL: Sie meinen, nach der Diagnose?

Taylor: Ja. Als es hieß: «Demenz, wahrscheinlich vom Alzheimer-Typ», war ich so geschockt. Ich bin in den Garten gelaufen und habe geweint. So laut, dass Linda gesagt hat: «Komm rein, alle Nachbarn hören dich.» Ich habe drei Wochen lang geweint. Der smarte Dr. Taylor verstand nicht mehr, was los war! Ich wurde depressiv. Ich habe aufgehört zu arbeiten und Auto zu fahren. Ich hing nur noch zu Hause rum. Ich hatte das Gefühl, ich würde sehr bald sterben.

Taylor, R.; Lakotta, B. (2010): Ein Leben wie im Fegefeuer. DER SPIEGEL 9 (Interview)

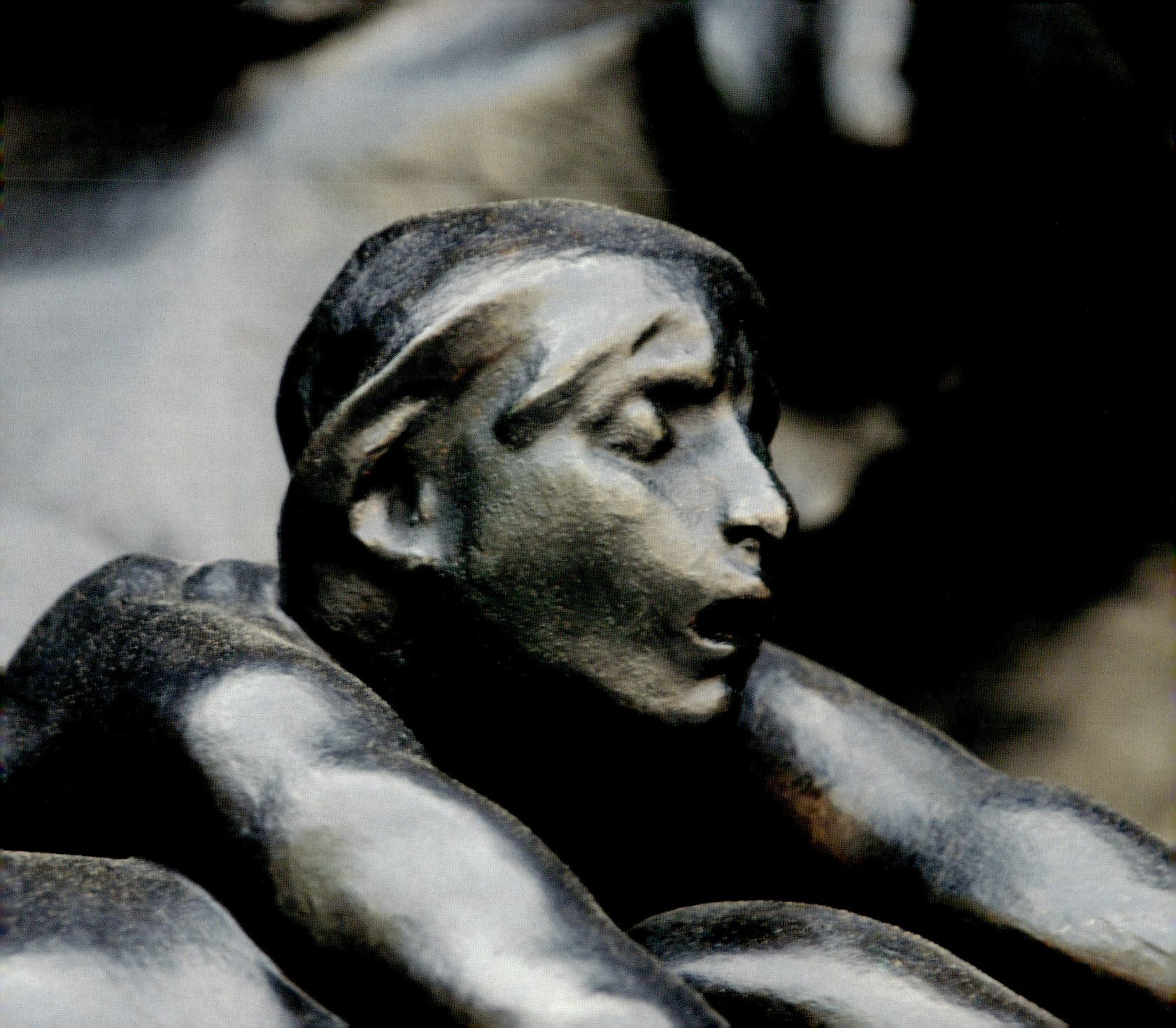

Alzheimer?

Ich habe schon erlebt, dass Ärzte sagen: «Ich habe eben Ihren Vortrag gehört. Sie können kein Alzheimer haben.» Für die geht es schon damit los, dass ich nicht aussehe wie jemand aus einem Heim. Ich sage dann: «Haben Sie mich vor zwölf Jahren schon mal reden gehört? Wenn Sie mit mir leben würden, wüssten Sie, dass ich die Fernbedienung ins Eisfach lege und vergesse, die Haustür hinter mir zuzumachen, wenn ich gehe.» Ich habe schon ein paarmal fast das Haus abgebrannt. Ich habe mir gesagt: Ich koche einfach nicht mehr. Aber dann habe ich trotzdem gekocht. Deswegen hat der Herd keine Knöpfe mehr».

Taylor, R.; Lakotta, B. (2010): Ein Leben wie im Fegefeuer. DER SPIEGEL 9 (Interview)

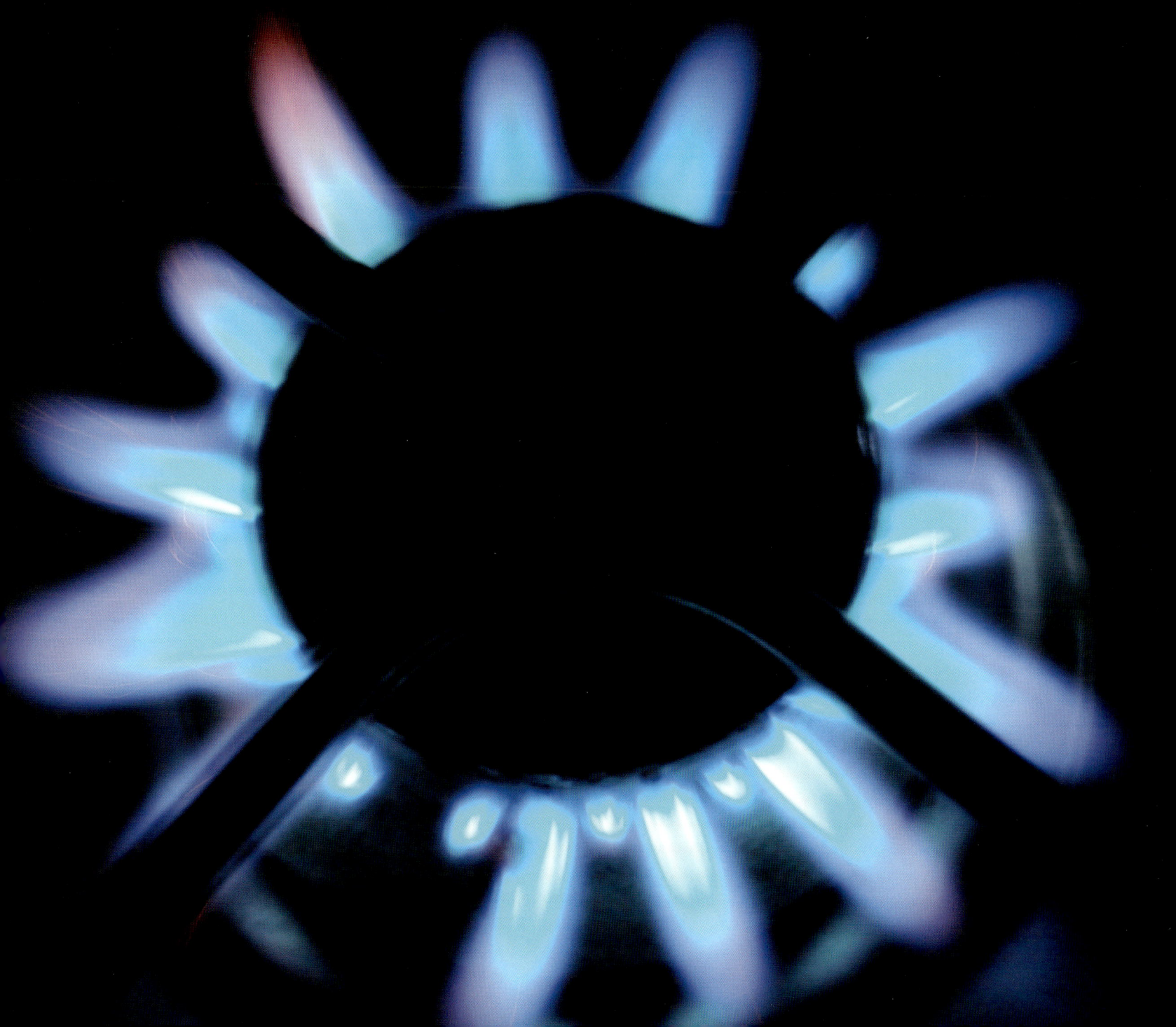

Gedächtnisflure

Manchmal, wenn ich mit meinen Gedanken allein bin, wandere ich ziellos in den Fluren meines Gedächtnisses herum. Ich öffne die eine oder andere Tür, um nachzusehen, ob sich dahinter noch Erinnerungen verbergen, die ich vor langer Zeit dort deponiert habe. Zu meiner angenehmen Überraschung enthalten die meisten Räume noch alles, was dort gelagert zu haben ich mich erinnere. Wenn ich aber die Vergangenheit verlasse und mich der Gegenwart nähere, finde ich immer häufiger leere Räume vor. Sie sind nicht nur leer, sie sind auch dunkel. Sie bieten keinen Hinweis, abgesehen vom Türschild, das darüber informiert, was früher drin war.

So kommt es, dass ich im Gespräch, beim stillen Nachdenken, manchmal auch einfach beim Versuch, den Alltag zu bewältigen, eine Tür ins Dunkle öffne. […]

Ich halte im Gespräch inne und suche nach Hinweisen und Verbindungen. Ich renne in den Fluren meines Gedächtnisses herum und versuche fieberhaft zu verstehen, was los ist. Manchmal macht mich die Suche noch verwirrter, worauf ich vergesse, was mich so verwirrt. Ich weiß nicht was los ist, weil ich auf einen leeren Raum treffe, auf eine Wand am Ende des Flurs, womöglich befinde ich mich auf einem Stockwerk meines Gedächtnisses, das mir fremd ist. Ich bin gezwungen, innezuhalten und mich zu fragen, warum ich überhaupt hier bin, aber ich sehe nur unbeschriftete Türen, die mir keine Hinweise geben. Ich bekomme eine fragende Miene und reagiere manchmal beschämt, weil ich mich verirrt habe.

Taylor, R. (2010): Alzheimer und Ich – «Leben mit Dr. Alzheimer im Kopf». 2. A. Bern: Huber.

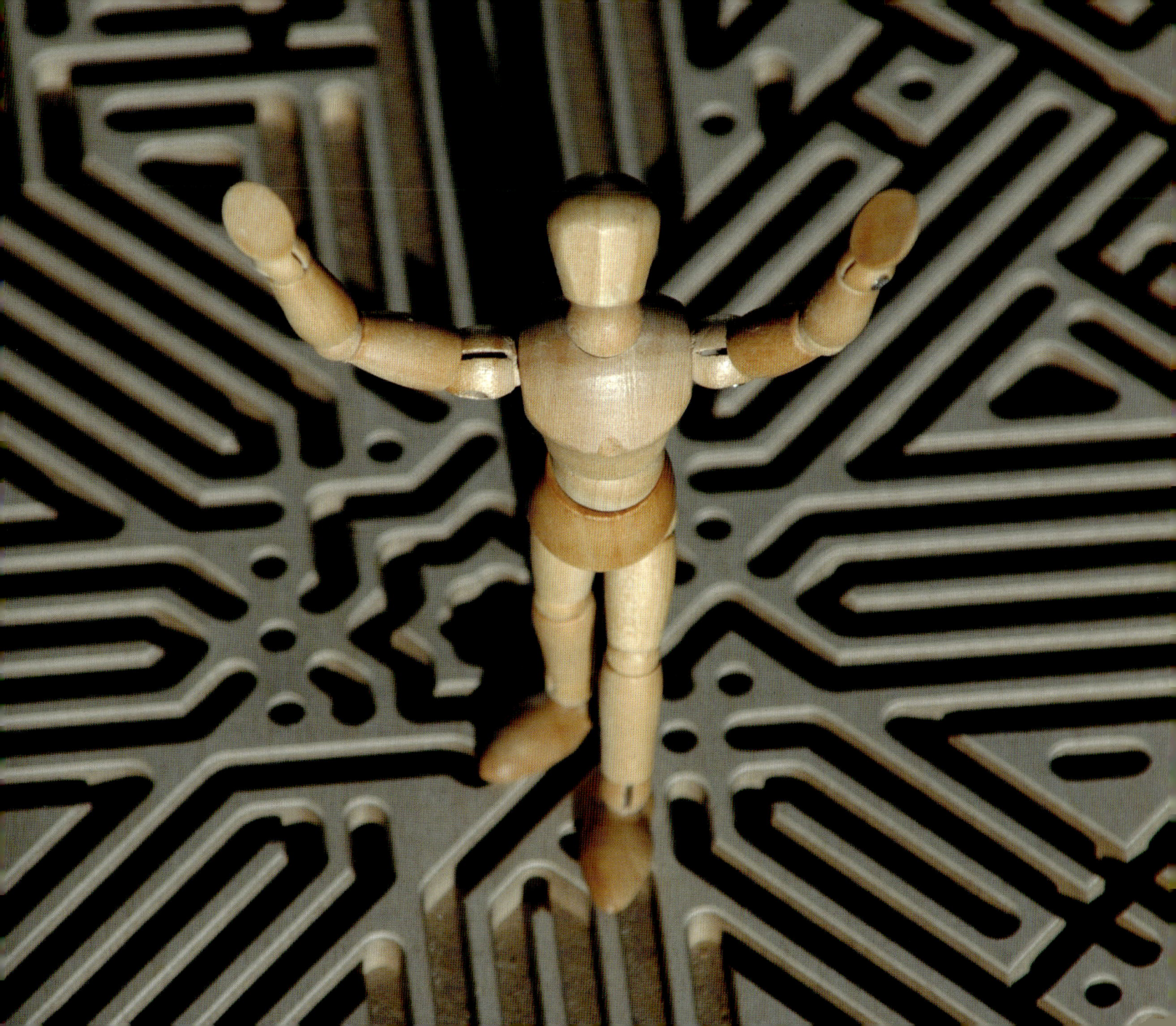

Angst

Die Diagnose hat eine Nebenwirkung, die in keiner Packungsbeilage genannt wird. Es ist die Angst! Wir haben alle Angst: Ehepartnerin, Angehörige, Freundinnen und Freunde, ich selbstverständlich auch.

Die Angst hat unsere Herzen, unser Denken und unsere Gefühle kontaminiert. Angst ist schlimmer als Krebs, weil wir sie nicht rausschneiden können. Wir können sie nicht durch Bestrahlungen beseitigen. Wir weinen, wüten, trauern und wir fürchten uns – alles Folgen der Angst, die durch unsere Körper kreist.

Ich werde regelmäßig misstrauisch, wenn ich Menschen begegne, die behaupten, die Erkrankung habe ihr Leben äußerst positiv beeinflusst, sie wären wie neu geboren, und beispielsweise sagen: «Die Blumen duften süßer, die Sonne scheint heller, ich liebe meine Mitmenschen stärker.»

Die Krankheit schwingt aber ein doppelschneidiges Schwert, zumindest, was mich angeht. Sie zerstört Schranken und ermöglicht mehr und innigere Intimität, zugleich zerstört sie aber auch mein Gehirn, schneidet ein Stück meiner Lebenszeit ab und mein Gedächtnis heraus, und diese Tatsache vergiftet mein Inneres. Bislang haben die neuen Möglichkeiten und Chancen, die mir diese Diagnose eröffnen, dieses Gift noch nicht neutralisiert. Ich habe einfach noch nicht herausgefunden, mit welcher Strategie ich meine Ängste – begründete oder eingebildete – davon abhalten kann, die Intimität zu vergiften.

Das ist mein täglicher Kampf. Meine Angehörigen schlagen sich täglich mit meinem Kampf und ihren eigenen Kämpfen herum.

Taylor, R. (2010): Alzheimer und Ich – «Leben mit Dr. Alzheimer im Kopf». 2. A. Bern: Huber.

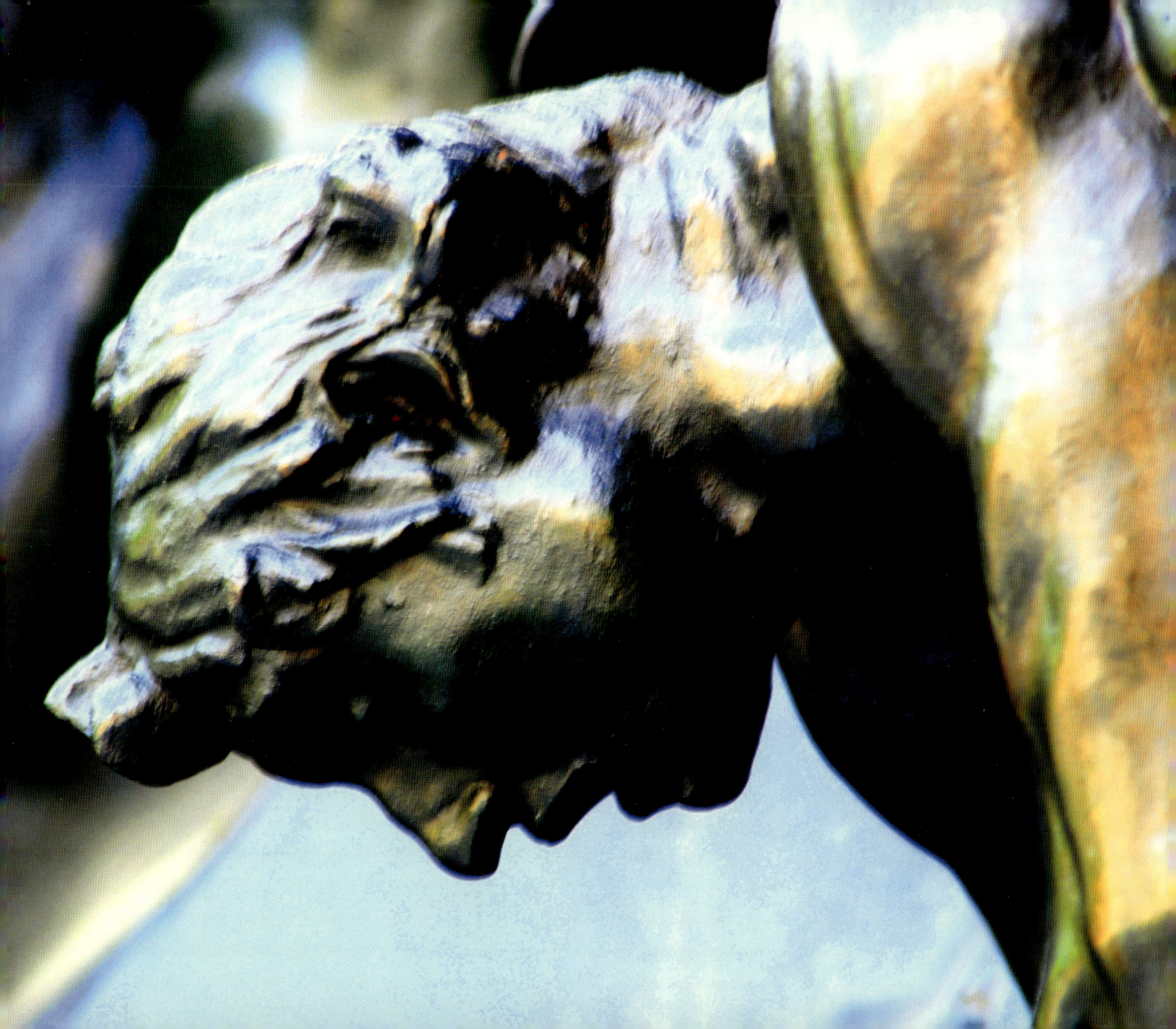

Angst-Elefanten

Speziell für mich, einer an Alzheimer leidenden Person, ist die Angst jedoch ein tonnenschwerer Elefant, der in meinem Kopf herumtrampelt. Wenn ich ihn ignoriere und so tue als wäre er nicht da, geschieht das auf eigene Gefahr. Ich habe nie gelernt, diesen Elefanten zu erziehen. Ich fürchte, dass er jetzt, wo er plötzlich so schreckliche Ausmaße angenommen hat, außer Kontrolle geraten ist und einfach nicht mehr unter Kontrolle zu bringen ist! Ich fürchte die Folgen. Ich fürchte die Folgen für meine Angehörigen!

Taylor, R. (2010): Alzheimer und Ich – «Leben mit Dr. Alzheimer im Kopf». 2. A. Bern: Huber.

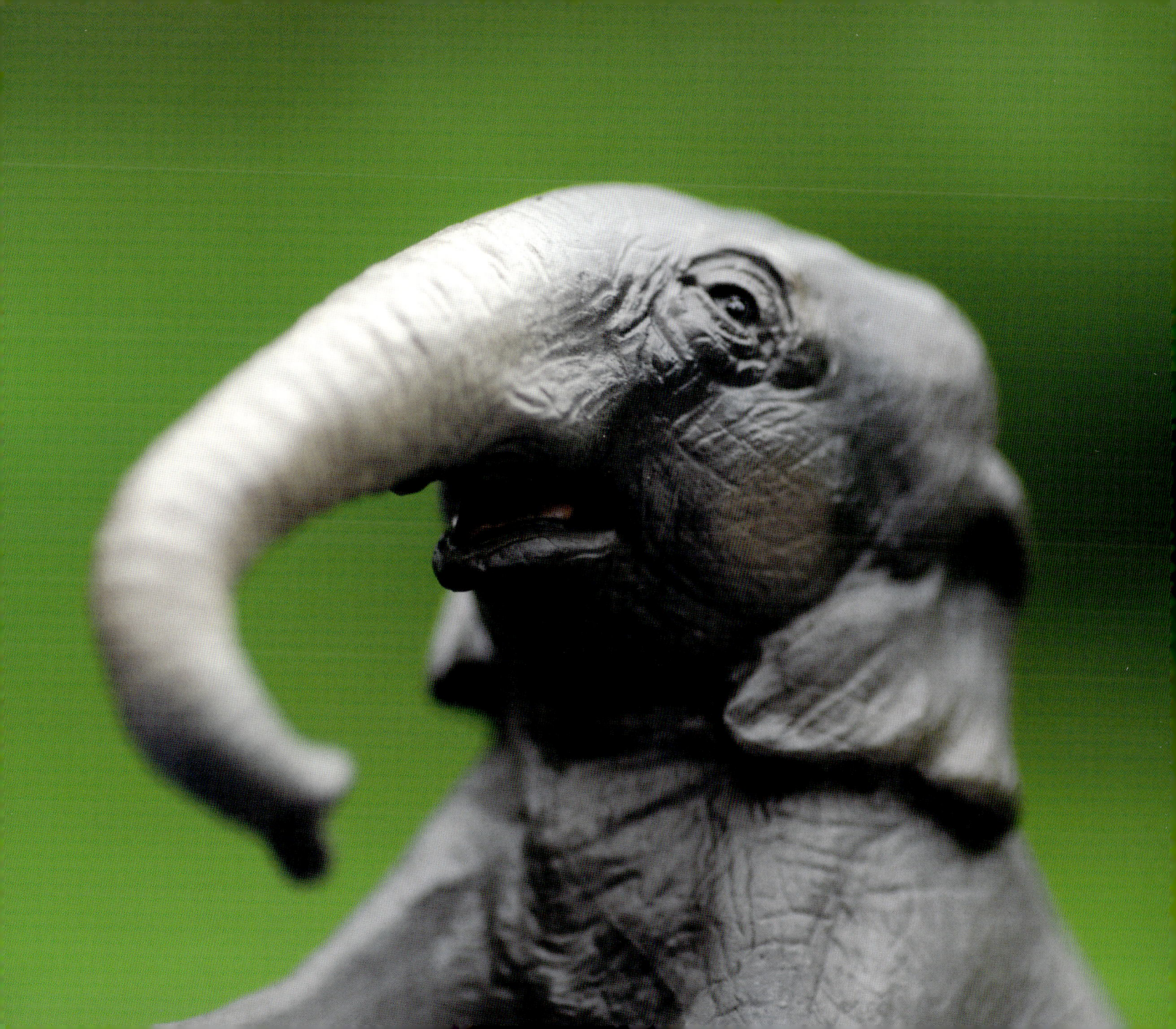

Ungewissheit

Ich kann mir einfach nicht vorstellen, wer ich sein und wie ich denken werde, wenn aus dem halbdurchsichtigen Alzheimer-Schleier einmal der blickdichte Alzheimer-Vorhang geworden ist.

Ich habe mich mit Menschen hinter diesem Vorhang unterhalten. Ich habe ihnen zugehört. Ich hab' noch immer keine Ahnung. Was werde ich denken, falls ich mal gewalttätig werde? Was werde ich denken, wenn ich nicht mehr schlucken kann?

Diese Ungewissheit ängstigt mich mehr als der Tod. Ich verstehe sehr wohl, dass das Leben vorbei ist, wenn ich sterbe; aber was geschieht mit dem, wozu ich zu meinen Lebzeiten keinen Zugang mehr habe? Ich kann Menschen, die sich auf der anderen Seite der Alzheimer-Krankheit befinden, und spreche mit ihnen, habe jedoch weiterhin keine Ahnung, was dort abläuft.

Taylor, R. (2010): Alzheimer und Ich – «Leben mit Dr. Alzheimer im Kopf». 2. A. Bern: Huber.

Weniger Kopf, dafür mehr Herz

Manchmal gehe ich morgens […] in mein Büro […] und stelle fest, dass ich nichts Wichtiges zu sagen oder zu schreiben habe. Stattdessen habe ich tonnenweise Gefühle – manche sind giftig und gefährlich, manche sehr angenehm, manche traurig – vor allem tonnenweise gemischte Gefühle. Der Schwerpunkt meiner Aufmerksamkeit verlagert sich offensichtlich vom Kopf ins Herz.

Ich fühle mehr und denke mehr über Gefühle nach als ich über das Denken nachdenke. Ich bin traurig und ärgerlich, glücklich und dankbar. Ich fühle mich geliebt, übergangen, gebraucht und wie ein sterbender Albatross, der an jede Person gekettet ist, die ihn mag. Manchmal bin ich sehr glücklich, manchmal sehr traurig, und stets bin ich mir aller Empfindungen deutlich bewusst. Es ist, als wären alle Gefühle, die ich bislang auf separaten Bügeln im Schrank aufbewahren konnte (im Schrank mit der Tür, zu der nur ich einen Schlüssel hatte), zu einem einzigen schweren Umhang verwoben, der mich von Kopf bis Fuß einhüllt.

Taylor, R. (2010): Alzheimer und Ich – «Leben mit Dr. Alzheimer im Kopf». 2. A. Bern: Huber.

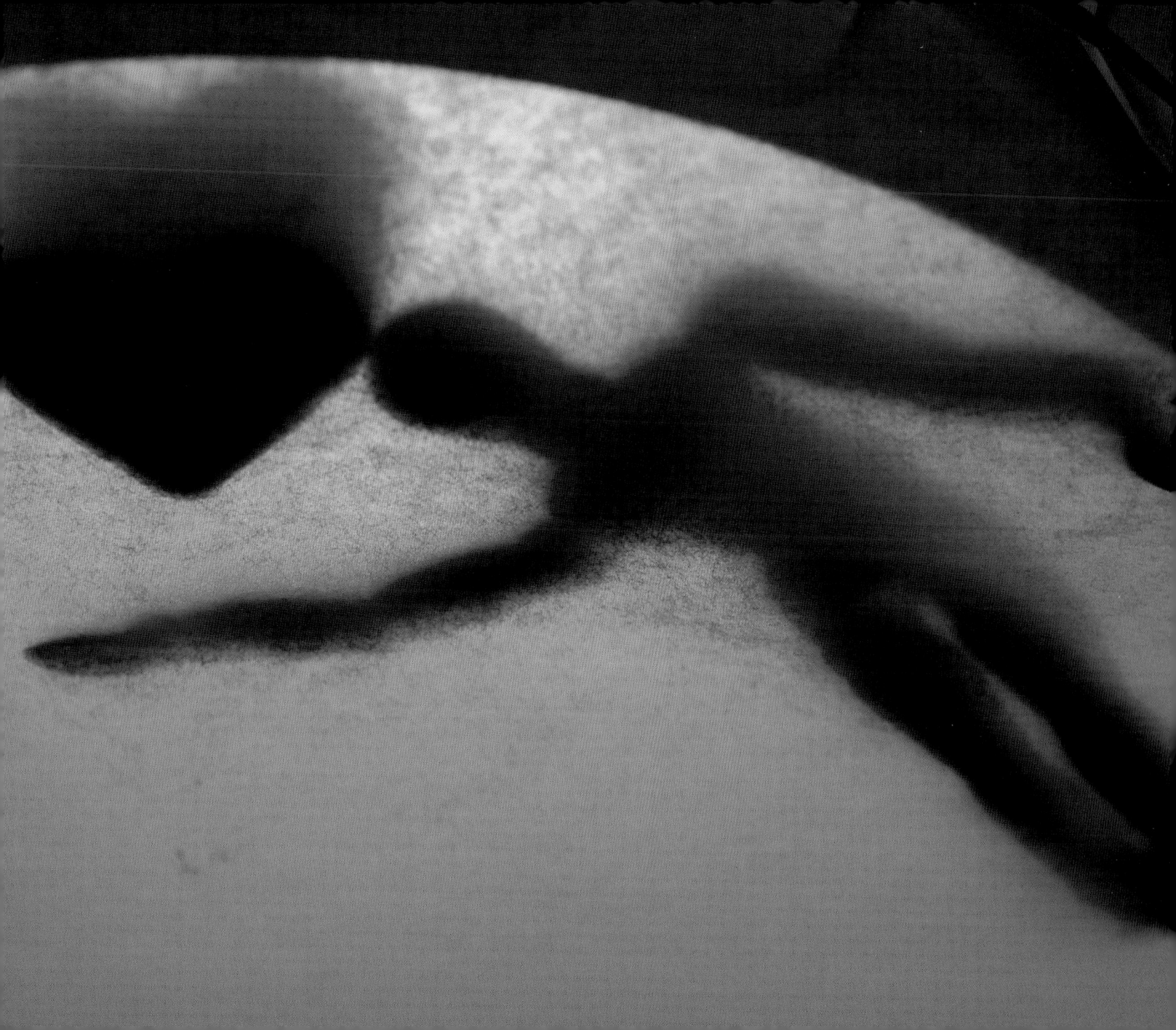

Halb voll oder halb leer

Ich weiß nicht warum, aber die Leute fragen mich immer, ob ich mich als halb voll oder halb leer betrachte. Bislang ist mir keine zufriedenstellende Antwort eingefallen – eine Antwort, die sie und ich akzeptieren können. Vielleicht ist die Frage falsch. Vielleicht ist dieser Blick auf das Leben allzu simpel. […]

Ich würde mich nicht als Glas, Tasse oder Flasche beschreiben, das als Barriere zwischen mir und dem Rest des Universums steht. Ich bin eine Erweiterung meiner Familie und sie ist eine Erweiterung meiner Person. Ich bin der Sohn meiner Mutter und meines Vaters, und sie sind meine Eltern. Es gibt zwischen einem menschlichen Wesen und seiner Umgebung mehr als nur den Austausch durch eine undichte Stelle. Ich bin nie halb voll oder halb leer, ich bin immer Ich. […]

Bitte vergessen Sie dieses Halb-voll/halb-leer-Zeug –
es ist nicht hilfreich …

Taylor, R. (2010): Alzheimer und Ich – «Leben mit Dr. Alzheimer im Kopf». 2. A. Bern: Huber.

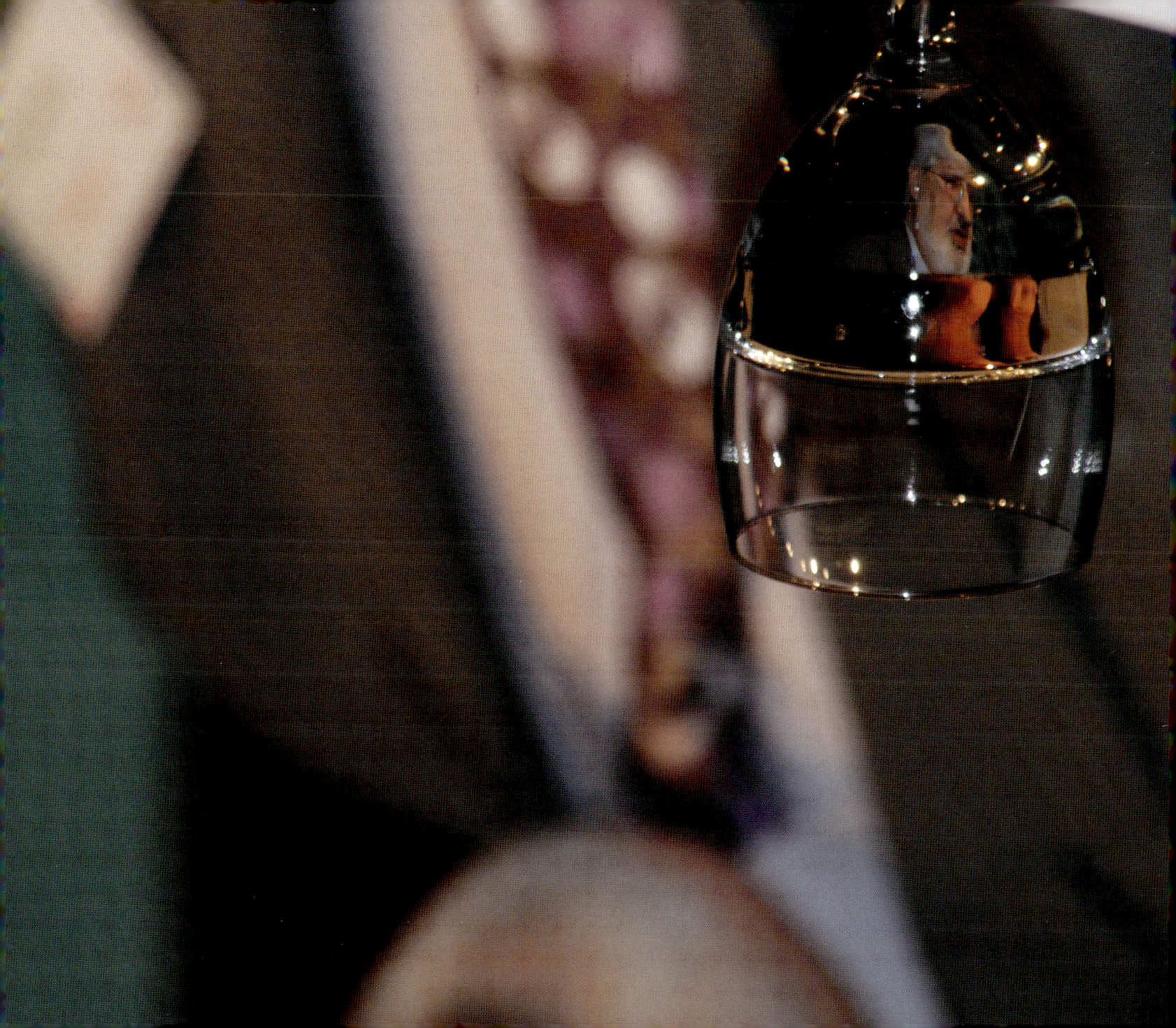

Ich bin ein leeres Gefäß …

Ich bin ein leeres Gefäß, in das ich zweimal am Tag eine gehäufte Hand voll Tabletten werfe, in der verzweifelten Hoffung, sie würden mich wieder zu der Person aufbauen, die ich gewesen bin.

Taylor, R. (2010): Alzheimer und Ich – «Leben mit Dr. Alzheimer im Kopf». 2. A. Bern: Huber.

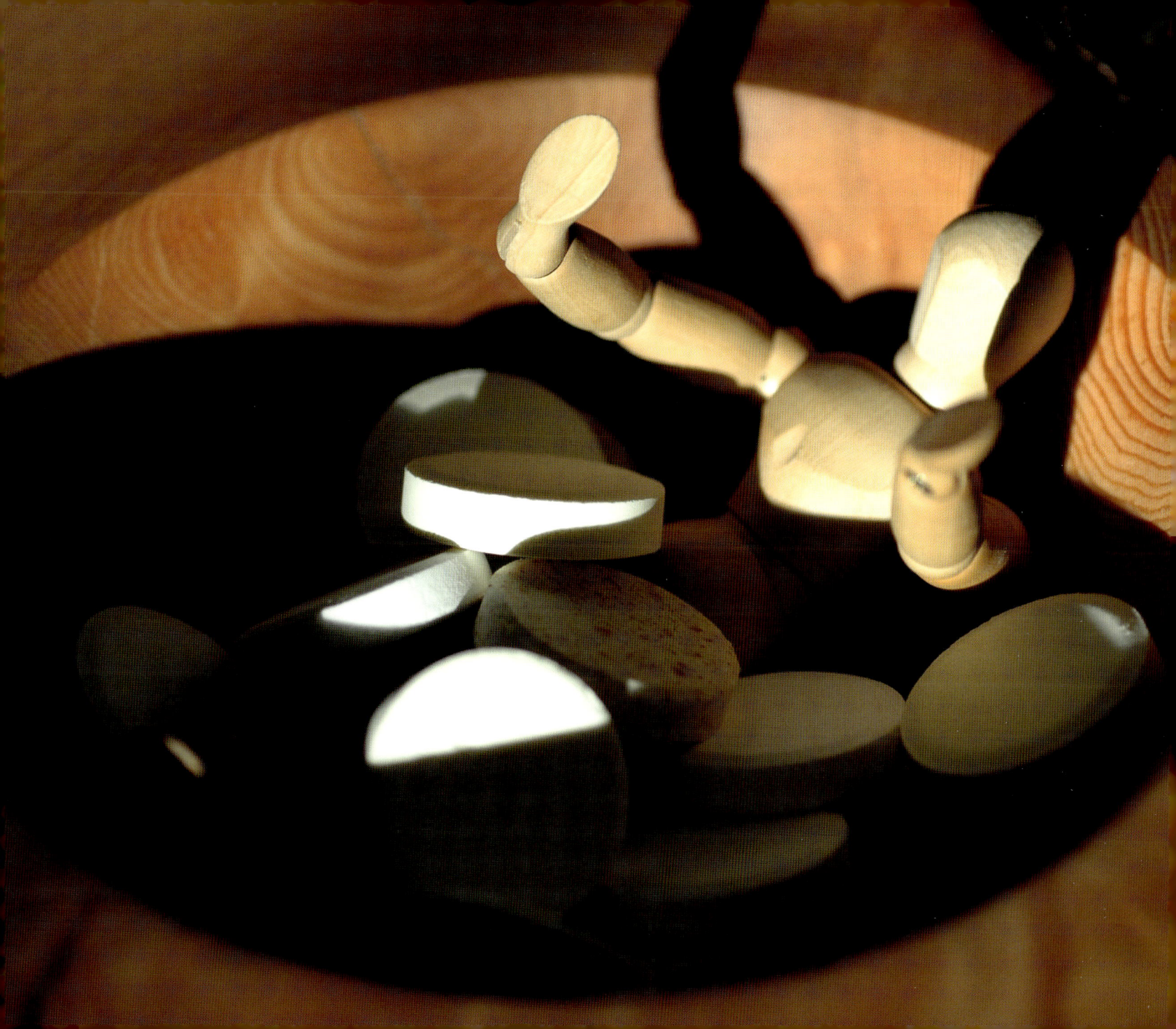

Millionen Dr. Alzheimer

Wie gut, dass es Dr. Alzheimer gegeben hat. Er hat als Erster angefangen mich zu verstehen, oder zumindest mich nach meinem Tod zu verstehen. Ich arbeite nun daran, *lebend* verstanden zu werden – ein Gemeinschaftsprojekt mit meinen Betreuungspersonen.

Ich will einer von Millionen Dr. Alzheimern sein.

Taylor, R. (2010): Alzheimer und Ich – «Leben mit Dr. Alzheimer im Kopf». 2. A. Bern: Huber.

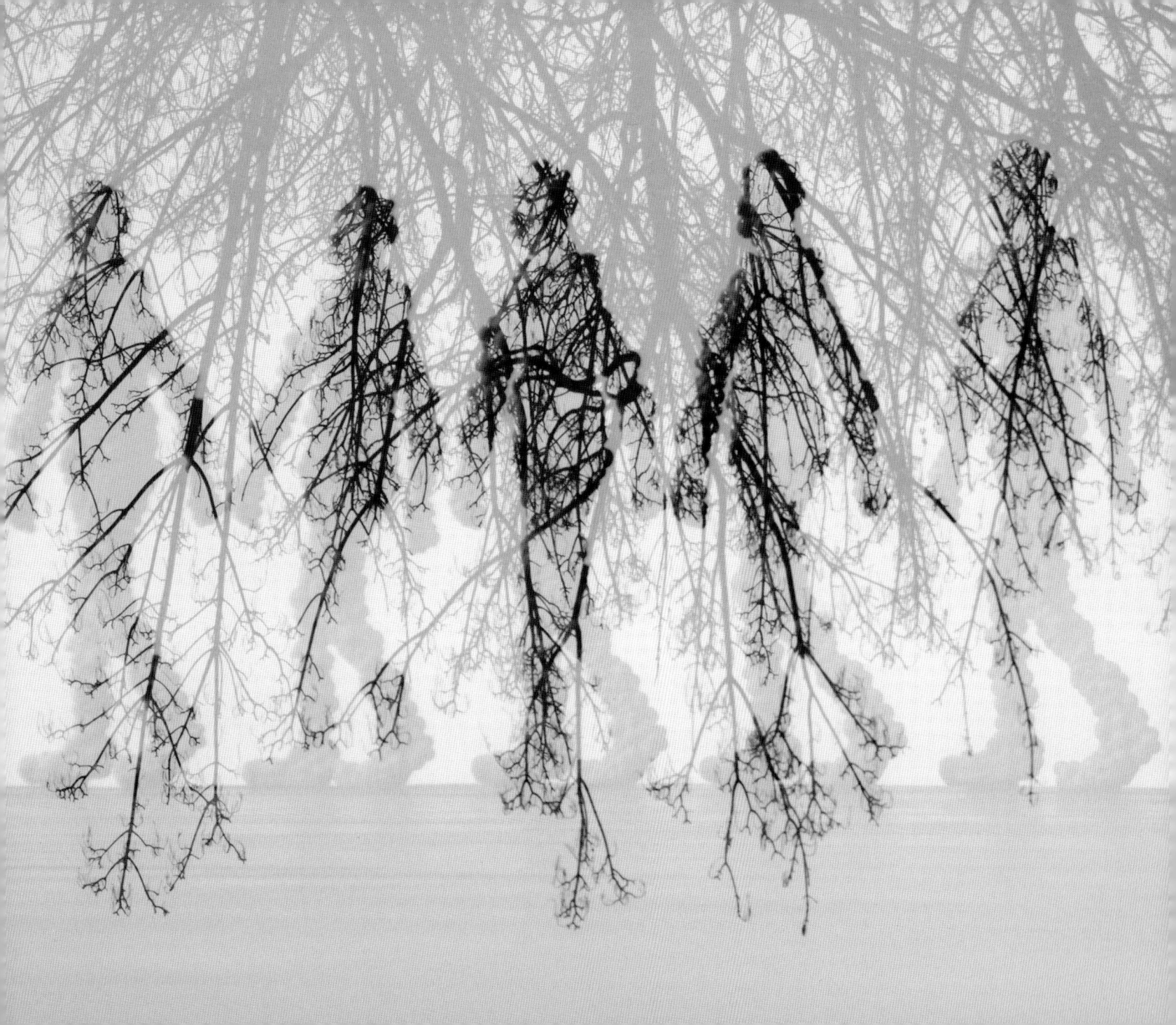

Brüche

Es fällt mir offenbar immer schwerer, die zunehmend breitere Kluft zwischen meinen Pflegepersonen und mir zu überbrücken. Wir sprechen nicht mehr so offen oder so häufig über meinen Zustand. Sie sprechen mehr über mich, aber ohne mich. Sie machen sich mehr Sorgen über mich. Sie passen mehr auf mich auf. Sie machen mich öfter auf meine Fehler aufmerksam: «Du hast den Herd angelassen.», «Du hast das Hemd verkehrt rum angezogen. Es ist schief geknöpft.», «Hast du dort angerufen, wie ich dich gebeten habe?» Vielleicht reagieren sie lediglich auf die gleiche Anzahl von Fehlern, vielleicht macht es mir nur mehr aus? Ich bin mir nicht sicher.

SPIEGEL: Fühlen Sie sich oft einsam?

Taylor: Dauernd. Ich spüre Trauer in mir, und ich glaube nicht, dass sie noch mal weggeht. Ich spüre, wie die Kluft zwischen mir und den anderen täglich größer wird.

Taylor, R. (2010): Alzheimer und Ich – «Leben mit Dr. Alzheimer im Kopf». 2. A. Bern: Huber.
Taylor, R.; Lakotta, B. (2010): Ein Leben wie im Fegefeuer. DER SPIEGEL 9 (Interview)

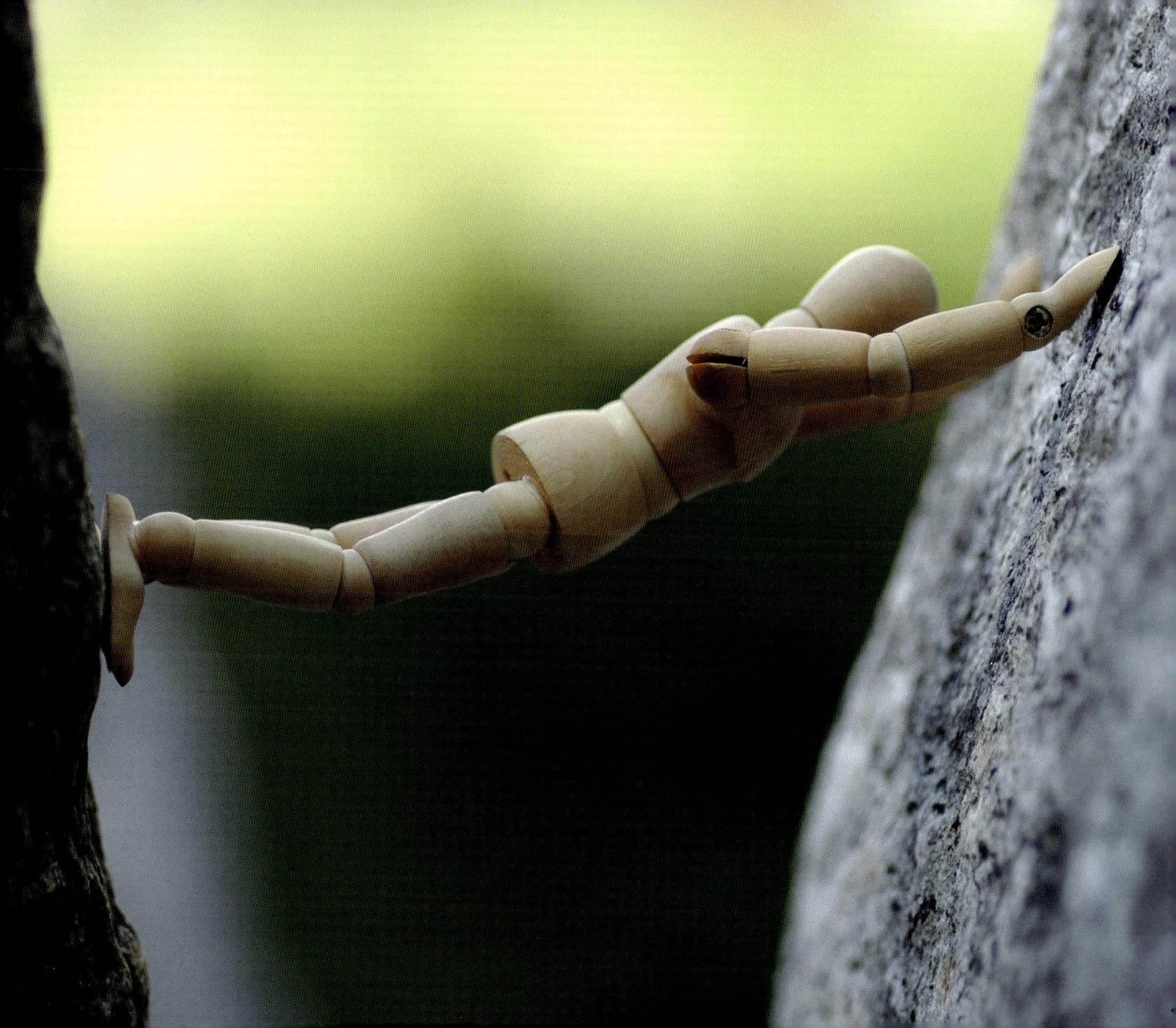

Verluste?

Ich glaube nicht, dass Menschen mit einer Demenz ein Gefühl des Verlustes erleben. Es sind andere Menschen, die sie glauben machen wollen, dass sie verloren seien und sie einen Verlust erleben. Nach einer Weile beginnen wir so zu fühlen und ziehen uns mehr in uns zurück. Das geschieht jeden Tag.

Menschen nennen Alzheimer «einen langen Abschied», aber es ist kein Abschied. Jeden Tag stehe ich auf und sage «Hallo» [lacht]. Aber jede Person, die ich treffe, scheint sich verabschieden zu wollen. Selbst die Pflegenden wollen dich dabei erwischen, dass etwas fehlt oder vergessen wurde, anstatt zu fragen, was noch vorhanden ist und geht. Es braucht die Unterstützung anderer Menschen, um sich komplett zu fühlen. Aber die sind allzu sehr damit beschäftigt herauszufinden, was nicht mehr geht. Wenn sie das feststellen, nehmen sie es weg von dir und rauben dir damit – liebevoll und gut gemeint – die Möglichkeit, eine Lücke aufzufüllen.

Georg, J.: «Jeden Tag stehe ich auf und sage «Hallo» Interview mit Richard Taylor. NOVA 40 (2009) 5: 24–25.

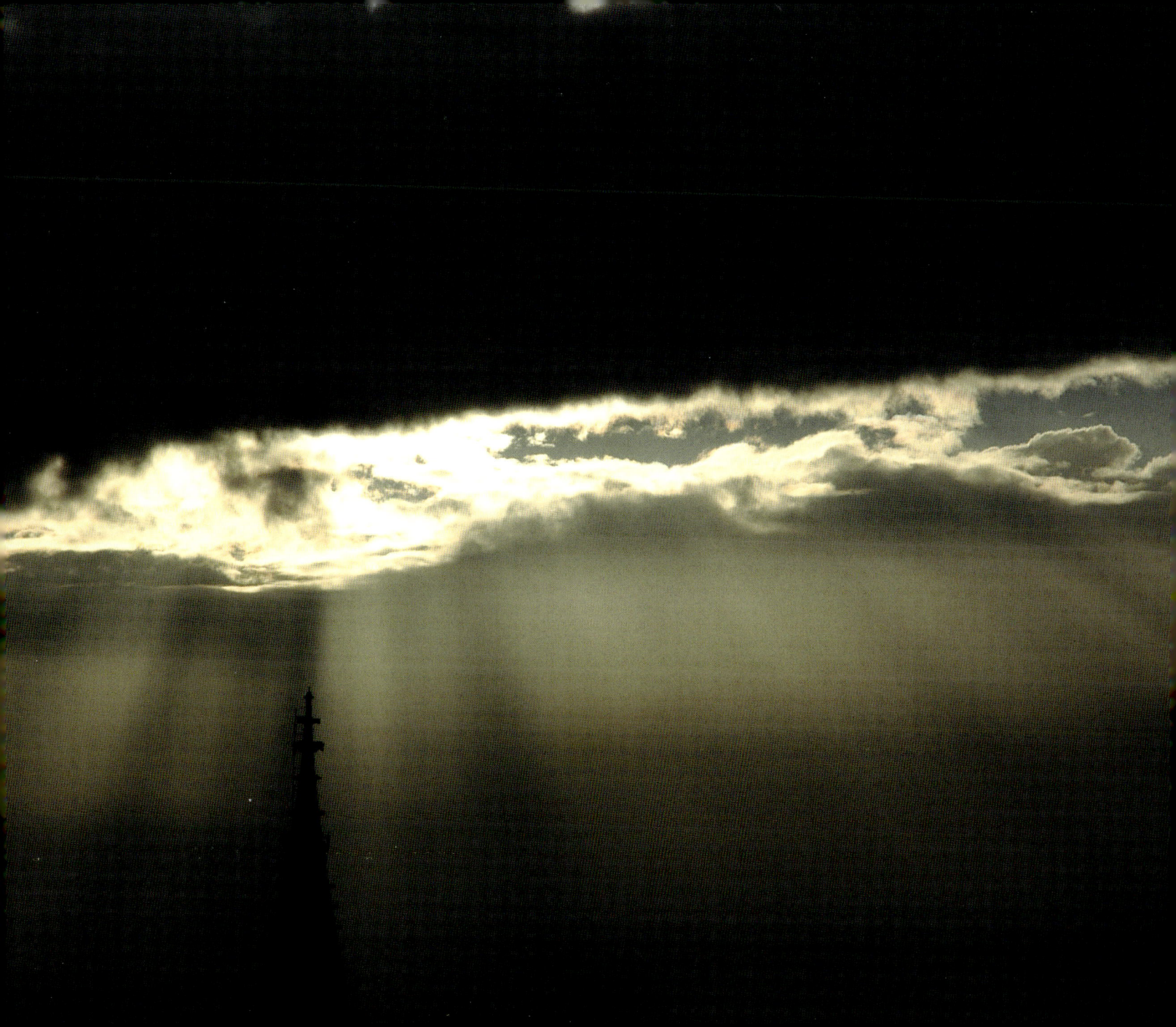

Reaktionen

Taylor: Ich bin immer noch engagiert, witzig und charmant. Auch wenn ich nicht mehr all die Fakten ausspucke, wie ich es früher konnte. Aber von dem Moment an, wo die Leute wissen, dass man Alzheimer hat, trauen sie einem nicht mehr zu, dass man etwas zu sagen hat.

SPIEGEL: Wie drückt sich das aus?

Taylor: […] Ich war mal beim Friseur, mein Bruder war mit dabei. Wir plauderten, und die Friseurin erzählte, bei ihrem Vater sei kürzlich Alzheimer diagnostiziert worden. Ich sagte: «Ich habe auch Alzheimer.» Da drehte sie sich zu meinem Bruder und fragte ihn: «Was für einen Schnitt will er denn eigentlich haben?»

Taylor, R.; Lakotta, B. (2010): Ein Leben wie im Fegefeuer. DER SPIEGEL 9 (Interview)

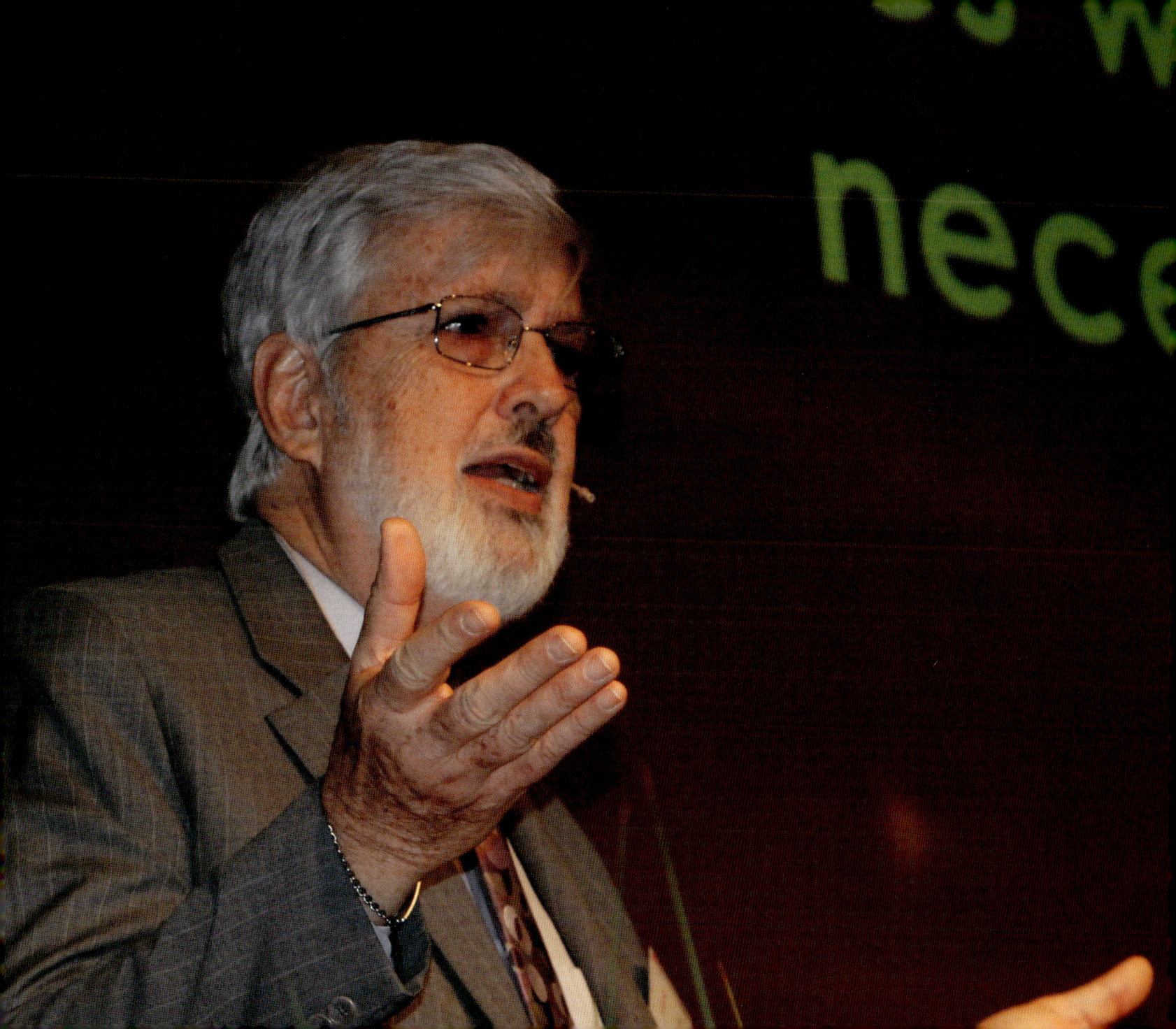

Freunde und Kollegen

SPIEGEL: Wie haben Ihre Kollegen an der Uni reagiert, als sie von Ihrer Diagnose erfuhren?

Taylor: Hilflos. Sie rufen nicht mehr an. Sie wollen mich nicht in peinliche Situationen bringen. Sagen sie. Vielleicht haben sie Angst, dass ich auf einem Empfang meine Hose runterlasse und auf den Boden pinkle.

SPIEGEL: Und Ihre Freunde?

Taylor: Melden sich auch nicht mehr. Ich habe sie angerufen und gefragt, wie es sein kann, dass wir uns seit zwei Monaten nicht gesehen haben. Sie haben gesagt, sie wüssten nicht, was sie zu mir sagen sollen. Ich hab gesagt: «Sag doch einfach hallo!» – «Aber worüber sollen wir reden?» – «Warum reden wir nicht über George W. Bush? Über den Weltfrieden, die Klimaerwärmung oder deine Eheprobleme, wie sonst immer?»

SPIEGEL: Was haben sie geantwortet?

Taylor: «Ich wusste nicht, dass du dich dafür noch interessieren würdest.» Sie sehen mich schon als jemanden im Verschwinden. Sie erwarten, dass ich vor ihren Augen verdampfe. Dabei bin ich noch immer ein ganzer Ozean.

Taylor, R.; Lakotta, B. (2010): Ein Leben wie im Fegefeuer. DER SPIEGEL 9 (Interview)

Gleichgesinnte

Jürgen Georg: Welche Bedeutung hat die Begegnung mit anderen Menschen mit Demenz für Sie?

Richard Taylor: Vor ein paar Wochen reiste ich nach Kanada, um dort einen Vortrag zu halten und ich traf mich dort in hundertfacher Ausführung. Weil in Kanada viel «inklusiver» und nicht stigmatisierend mit Menschen mit einer Demenz umgegangen wird. Das konnte man in den Augen der Menschen sehen, man konnte es in ihren Stimmen hören. Das war ein Treffen mit 250 Menschen, die an Alzheimer erkrankt waren und ihren Angehörigen. Als ich vor insgesamt 500 Menschen auf die Bühne trat, sagte ich: «Ich glaube, ich werde möglicherweise niemals dem Himmel näher kommen als in diesem Moment. All diese verwandten Seelen da draußen...»

Taylor, R.; Georg, J.: «Jeden Tag stehe ich auf und sage «Hallo» (Interview). NOVA 40 (2009) 5: 24–25.

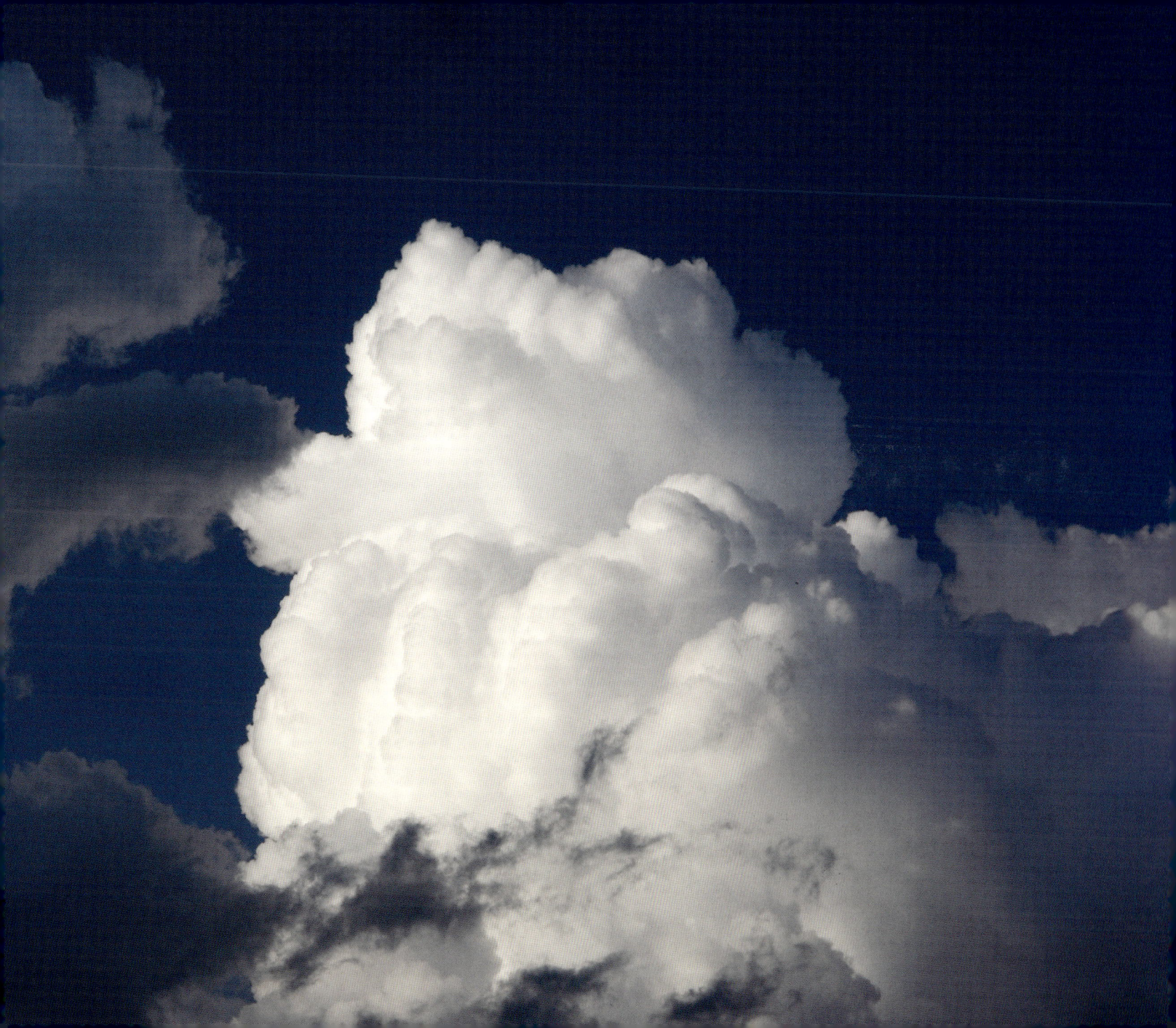

Pflegeheime – Bewohner – Angehörige

SPIEGEL: Sie gehen oft in Pflegeheime. Warum tun Sie sich das an?

Taylor: Weil sie mich einladen, dort zu sprechen. Einmal sagte eine Frau danach zu mir: «Ich gehe jetzt nach Hause und nehme meinen Mann in den Arm. Das habe ich seit Jahren nicht mehr gemacht. Ich bin seine Pflegerin, Krankenschwester, Haushälterin geworden.»
Aber wissen Sie, ich gehe dort auch hin, um eine Bestätigung für meine Hoffnung zu finden, dass es immer noch Menschen sind, die dort drinnen leben.

SPIEGEL: Und, finden Sie sie?

Taylor: Ja.

Taylor, R.; Lakotta, B. (2010): Ein Leben wie im Fegefeuer. DER SPIEGEL 9 (Interview)

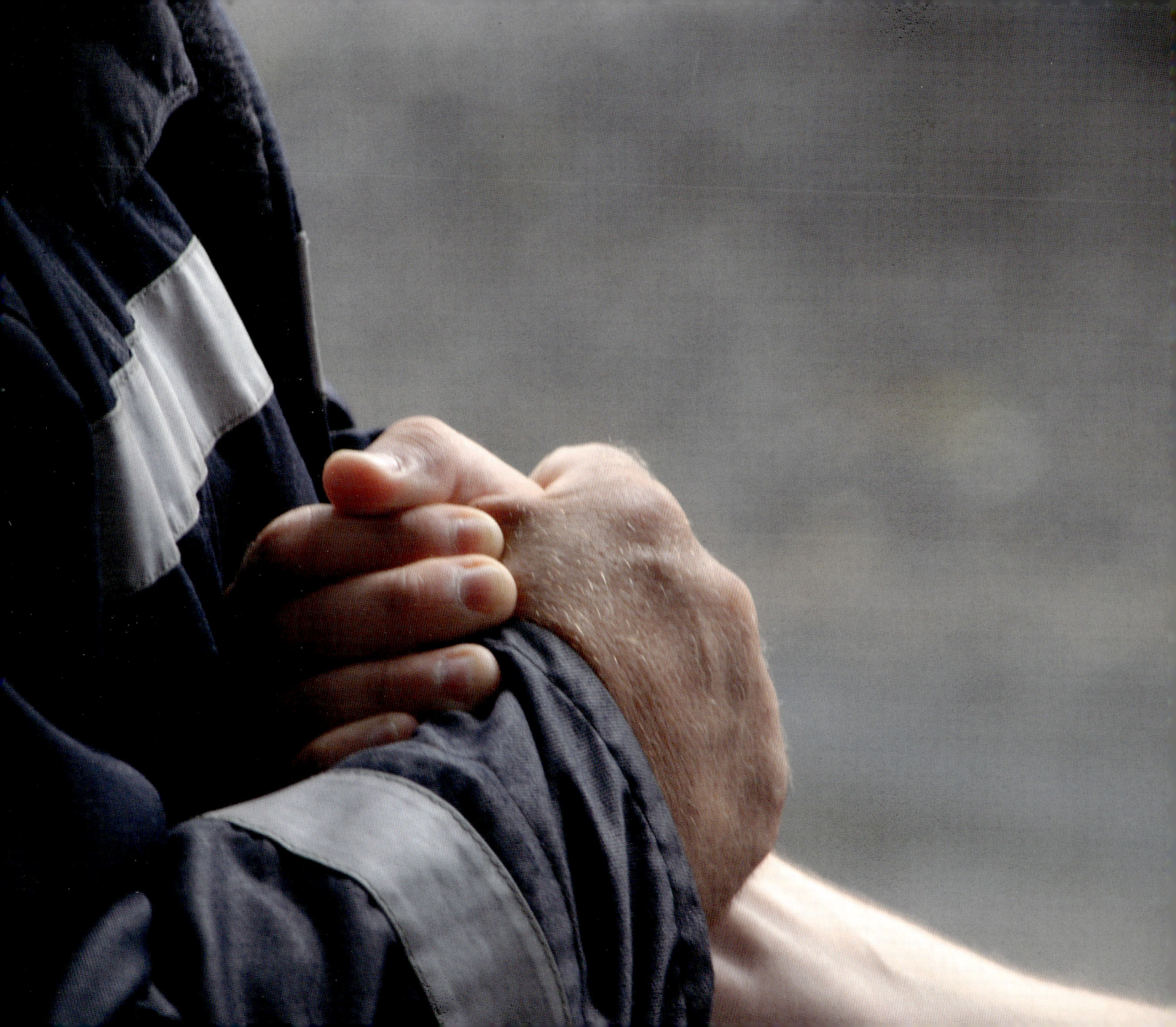

Wo gehst Du hin?

Anfangs, kurz nach der Alzheimer-Diagnose, erkundigte sich meine Frau jedes Mal, wenn ich aus dem Bett stieg: «Wo gehst du hin?» Worauf ich ihr erzählte, dass ich vorhatte, nackt im Viertel herumzuwandern. Dann lachten wir, und sie schlief wieder ein. Die Angst vor dem Umherwandern ist real. Sie steckt in mir und steckt in meinen Betreuungspersonen. […] – Wie traurig, dass ich anderen diese Angst aufbürde. Ach, könnte ich es doch verhindern!

Taylor, R. (2010): Alzheimer und Ich – «Leben mit Dr. Alzheimer im Kopf». 2. A. Bern: Huber.

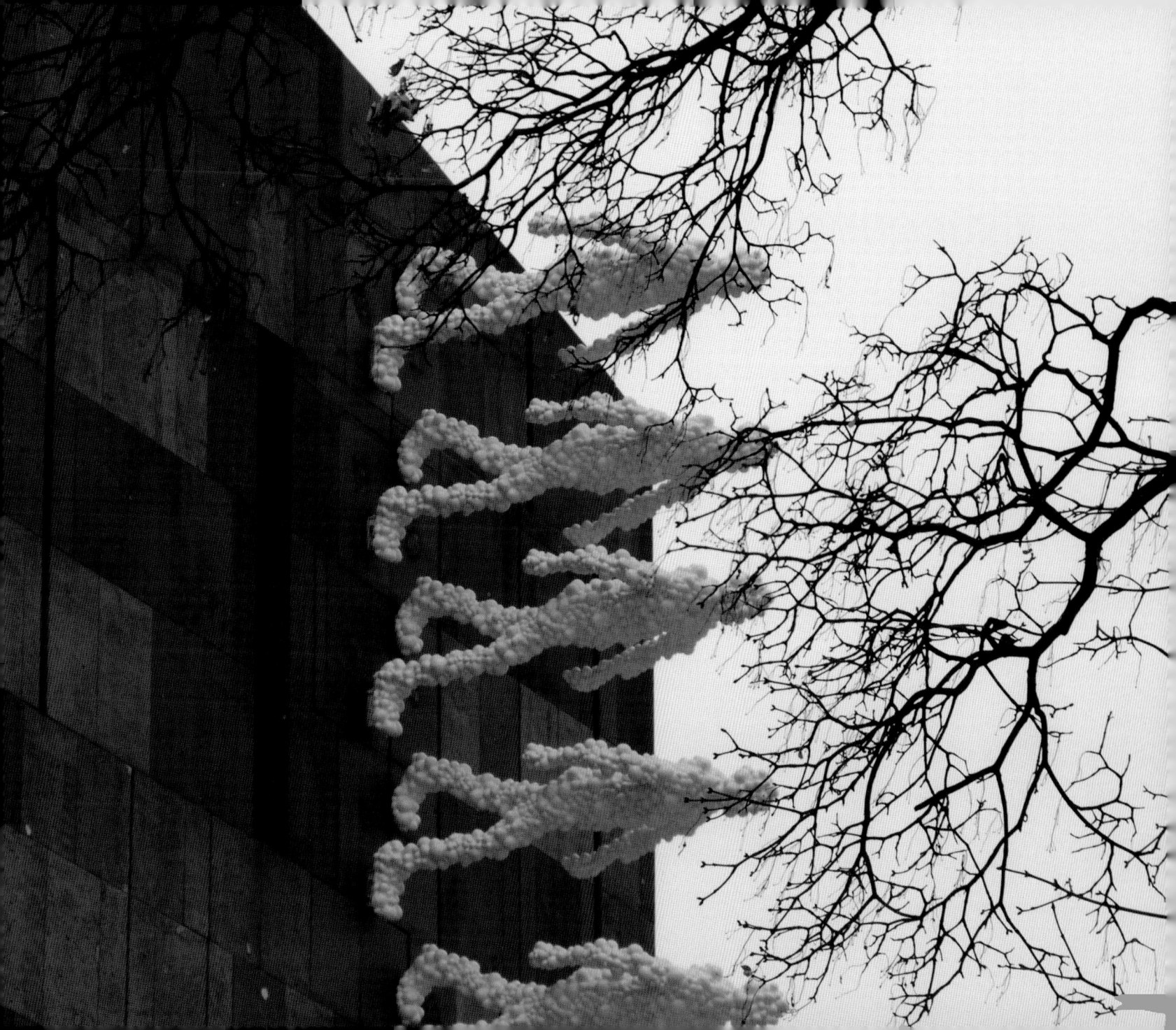

Ellbogengesellschaft

Manche scheinen der Ansicht zu sein, dass man von einer Demenz schwere Arme bekommt. Sie halten ständig meinen Ellbogen fest, um mir dabei behilflich zu sein, durch das Zimmer oder über die Straße zu gehen.

Richard Taylor in: Demenz Support Stuttgart (Hrsg.) (2010): «Ich spreche für mich selbst» – Menschen mit Demenz melden sich zu Wort. Frankfurt: Mabuse.

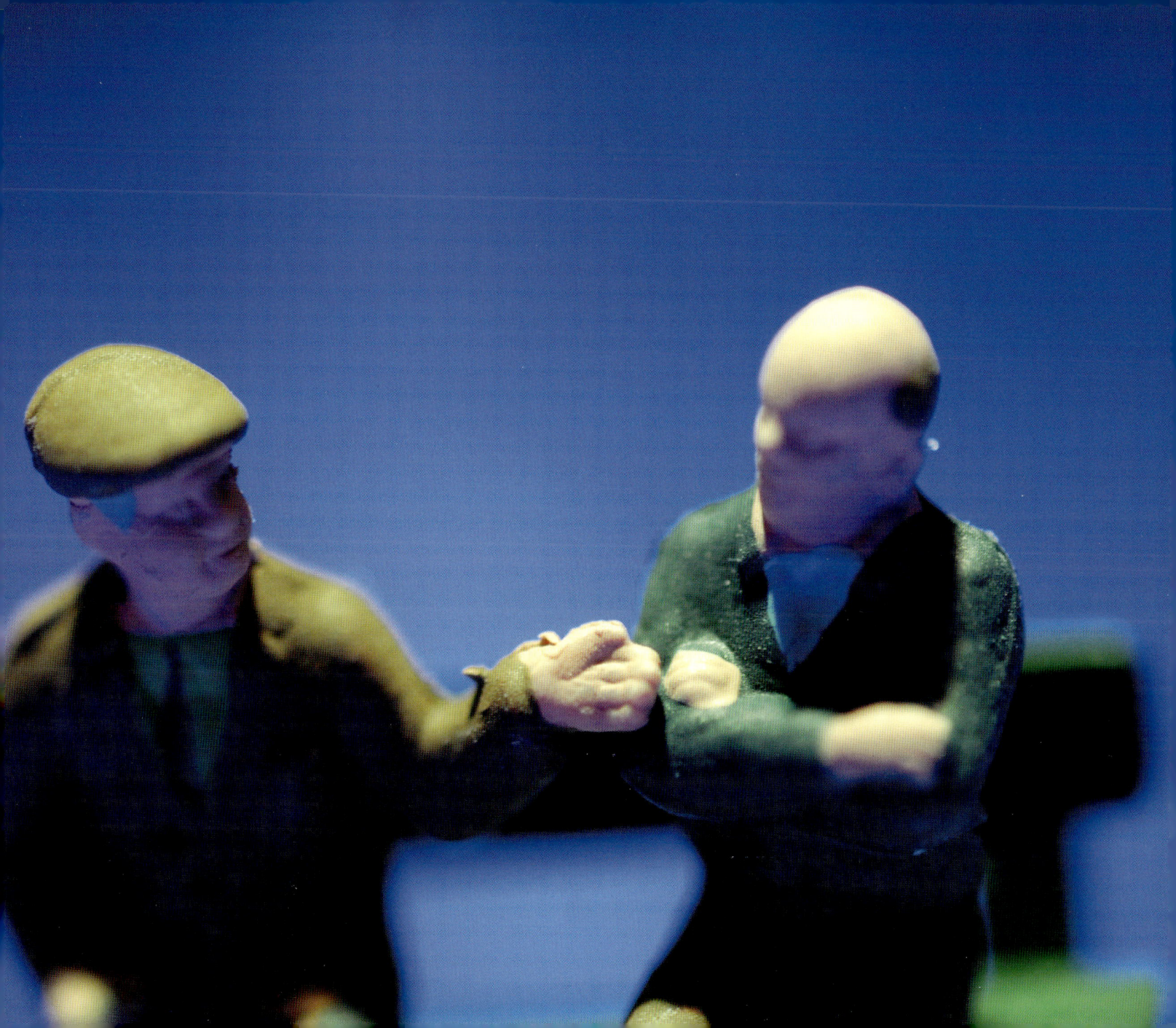

Gefeuert

SPIEGEL: Was ist an der Uni passiert, als bekannt wurde, dass Sie Demenz haben?

Taylor: Ich habe es ein paar Jahre geheim gehalten. Ich habe zwei Studenten gebeten, ein Kärtchen hochzuheben, wenn ich abschweife. Ich hatte ihnen erklärt, es sei ein Experiment. Aber dann hatte ich solche Schwierigkeiten mit dem komplizierten Punktesystem. Ich habe alle Noten durcheinandergebracht. Irgendwann habe ich entschieden, es wäre besser aufzuhören. Ich habe den Dekanen gesagt …

Linda Taylor: Sie haben dich dazu gezwungen.

Taylor: Was sagst du?

Linda Taylor: Du wolltest, dass sie dir eine Hilfskraft geben. Aber das wollten sie nicht. Deshalb musstest du gehen.

Taylor: O Gott. Ich glaube, du hast recht. Ich habe die Geschichte lange Zeit anders erzählt. Aber du hast recht, verdammt. So sind sie mit mir umgesprungen. Sie haben mich gefeuert. Oh, verdammt!

SPIEGEL: Sie hatten nicht damit gerechnet?

Taylor: Ich war ein hervorragender Lehrer. Ich war gerade zum zweiten Mal zum Lehrer des Jahres gewählt worden. Aber das bedeutete plötzlich nichts mehr. Bumm! Das war's. Kein Geld mehr, kein Unterrichten. Kein Job. Einfach so.

SPIEGEL: Das verletzt Sie bis heute.

Taylor, R.; Lakotta, B. (2010): Ein Leben wie im Fegefeuer. DER SPIEGEL 9 (Interview)

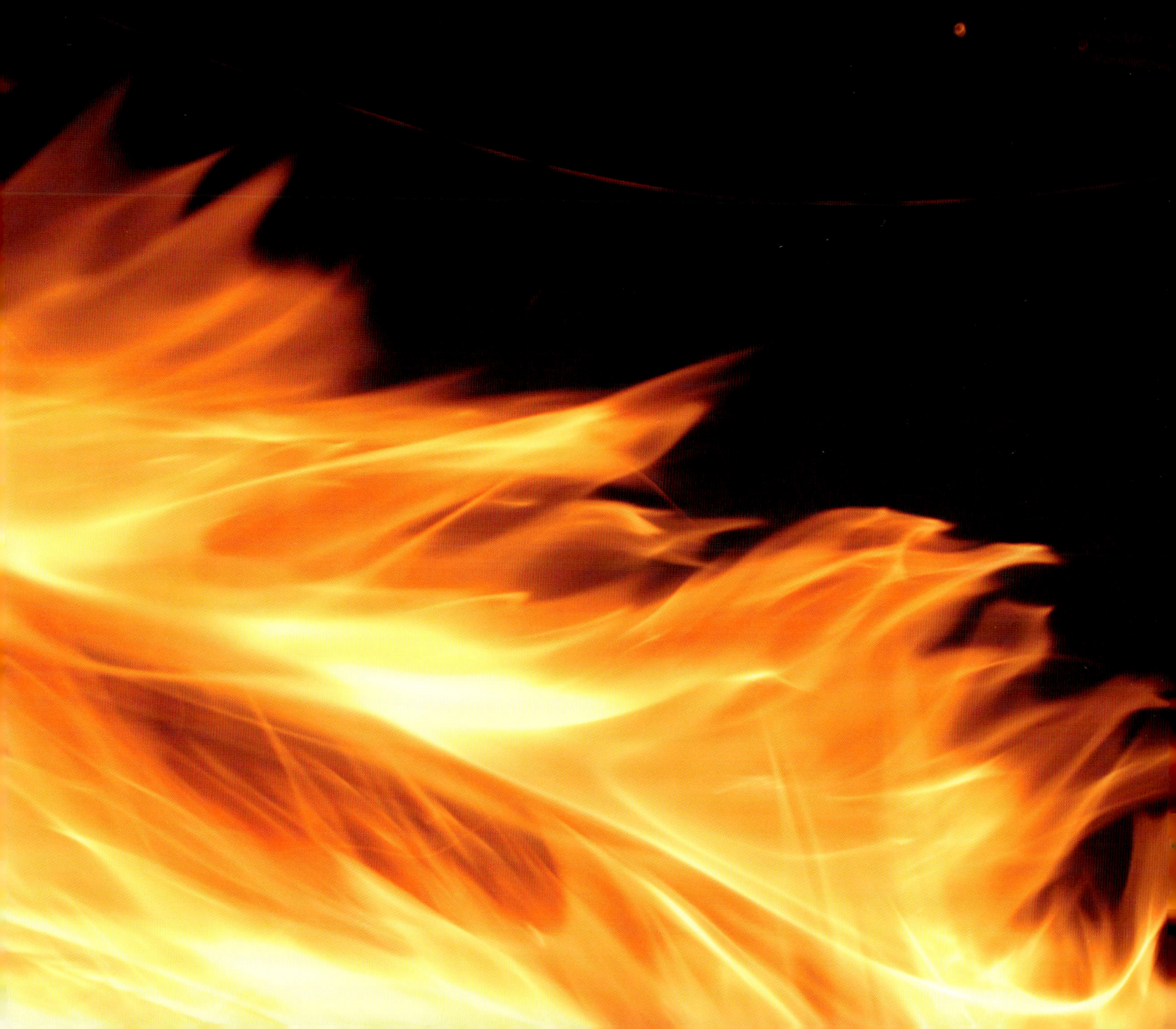

Lügen

Menschen belügen Demenzkranke die ganze Zeit, sie erzählen ihnen kleine Unwahrheiten. Sie nennen es Halbwahrheiten oder Notlügen, aber es bleiben Lügen. Sie werden ausgesprochen, um das Verhalten von Menschen mit einer Demenz zu manipulieren.

[…] Jede Person mit einer Demenz weiß, dass Menschen sie anlügen. Die anderen sagen, sie seien paranoid und möglicherweise sind wir es, aber wir sind es, weil wir Menschen bei kleinen Lügen ertappt haben. Wir denken dann: «Wer es einmal getan hat, wird es auch nochmals tun.» Ja, wir sind verwirrt, wir missverstehen andere, wir vergessen, aber manchmal sind wir eben wissend. Es braucht nur diesen einen Moment des Wissens, um das Gefühl entstehen zu lassen, von anderen Menschen belogen zu werden.

Die eigentliche ultimative Lüge, die diesen Menschen im Altenheim erzählt wurde, ist: «Wir werden in diesem Heim nur ein bis zwei Tage bleiben, damit du untersucht wirst und damit du schauen kannst, ob du es magst.» […]

Menschen lügen, um Auseinandersetzungen und Streit zu vermeiden. Mit der Zeit, wenn die Erkrankung fortschreitet, stimmen die Menschen deinen Lügen zu, nur weil sie sich nicht mit dir auseinandersetzen möchten.

Taylor, R.; Georg, J.: «Jeden Tag stehe ich auf und sage «Hallo» (Interview). NOVA 40 (2009) 5: 24–25.

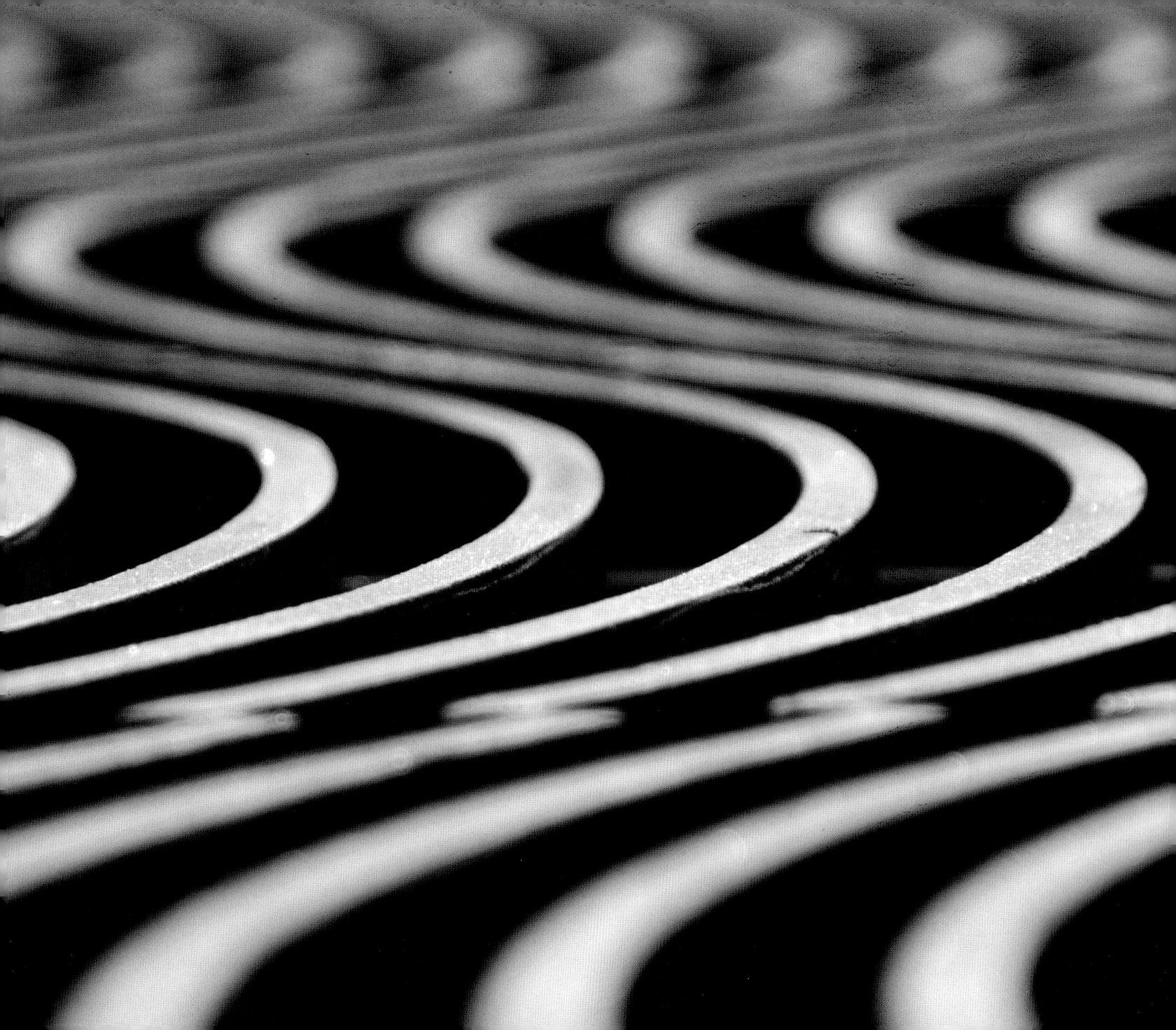

Nicht-Wissen

Unser Nicht-Wissen würde mehr Bücher füllen als unser Wissen! Da stehe ich nun und versuche, mir die Sache zu erklären, mich zu erklären. Ich kann allerdings nur eine einzige betroffene Person studieren. Ich kann den Verlauf nicht stoppen und mich auf ein Stadium konzentrieren. Im besten Falle blicke ich durch eine von Rissen durchzogene trübe Glasscheibe auf mich. Meine Angehörigen, die sich um mich kümmern, blicken durch den Boden einer Glasflasche oder verschiedene andere Filter. Wir stellen einander Fragen, rätseln herum, und antworten uns dann etwa so: «Nun ja, meiner Erfahrung nach ...». Wir fragen die Ärzte, und jeder gibt uns eine andere Antwort. Manche antworten überhaupt nicht, wechseln das Thema und erhöhen die Dosis unserer Medikamente.

Taylor, R. (2010): Alzheimer und Ich – «Leben mit Dr. Alzheimer im Kopf». 2. A. Bern: Huber.

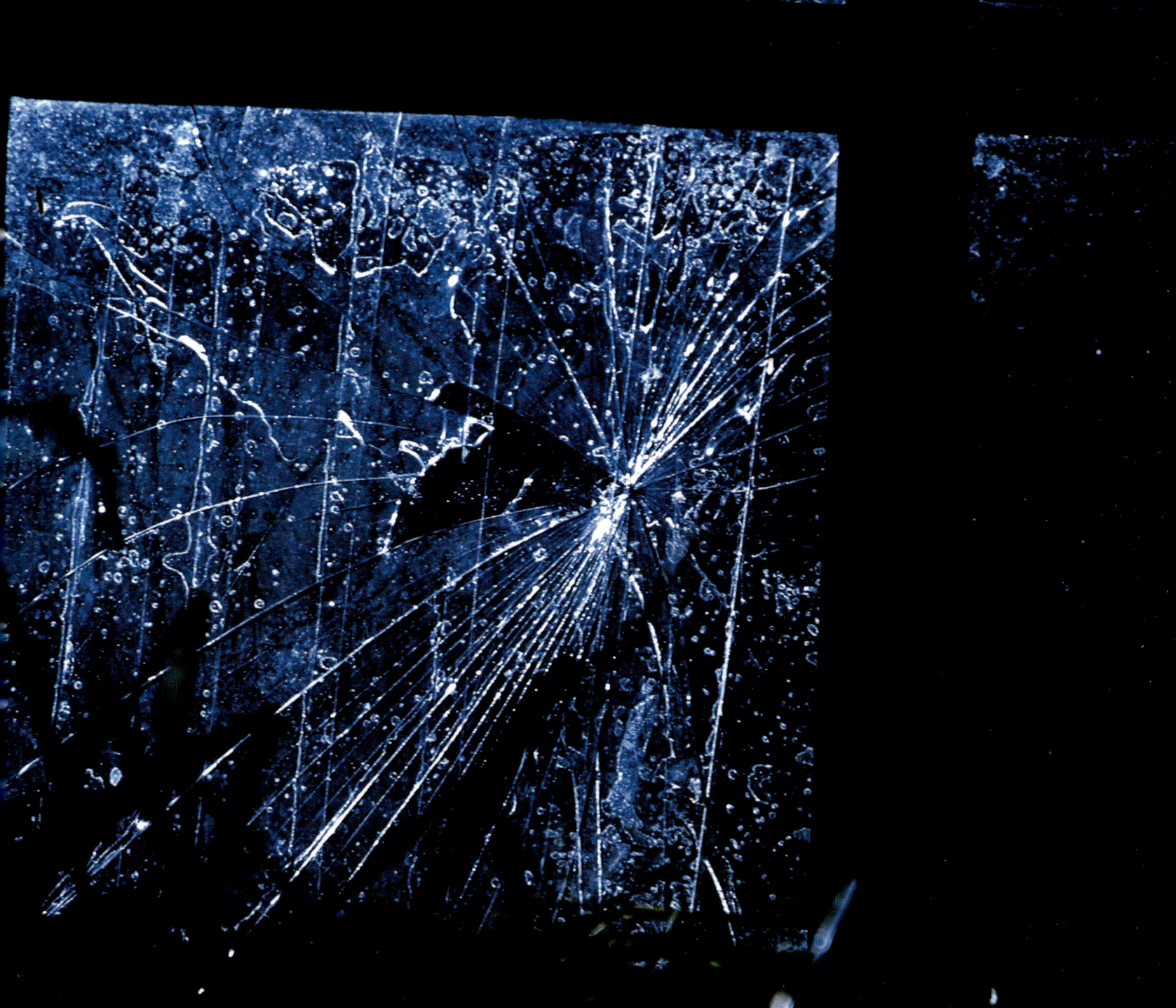

Das hab' ich vergessen

Während das Gewebe des Spitzenvorhangs dichter wird und der Wind selbst die allerjüngsten Erinnerungen verweht, haben die Leute nicht mehr die Zeit, mir wieder und wieder Dinge zu erklären, die ich nicht verstehe. Sie sind es müde, mir immer wieder das Gleiche zu sagen. Sie können sich nicht darauf verlassen, dass ich mich an Anweisungen erinnere, nicht einmal an die einfachsten. Meine Rede ist von «Das hab' ich vergessen» durchsetzt und von langen Pausen unterbrochen, in denen ich nach den richtigen Worten suche. Das Band des Vertrauens zwischen Mann und Frau, Vater und Sohn, Großvater und Enkel wird brüchig – nicht, weil wir einander nicht mehr lieben wie früher; im Gegenteil, wir lieben uns mehr denn je und sind stärker denn je miteinander verbunden. Zugleich wird dieser engere familiäre Zusammenschluss von den Symptomen der Alzheimer-Krankheit aufs Äußerste strapaziert.

Ich bin vergesslich, ich verspreche, etwas zu tun, und vergesse es dann. Wenn man mich daran erinnert, entschuldige ich mich zwar, aber manchmal frustriert es die Mitmenschen, dass ich so vergesslich bin; manchmal fragen sie sich, ob ich es tatsächlich vergessen habe. Wie dem auch sei, sie wissen: Es bleibt fraglich, ob ich die Sache jetzt tatsächlich erledige.

Ich vergesse meine Vergesslichkeit.

Taylor, R. (2010): Alzheimer und Ich – «Leben mit Dr. Alzheimer im Kopf». 2. A. Bern: Huber.

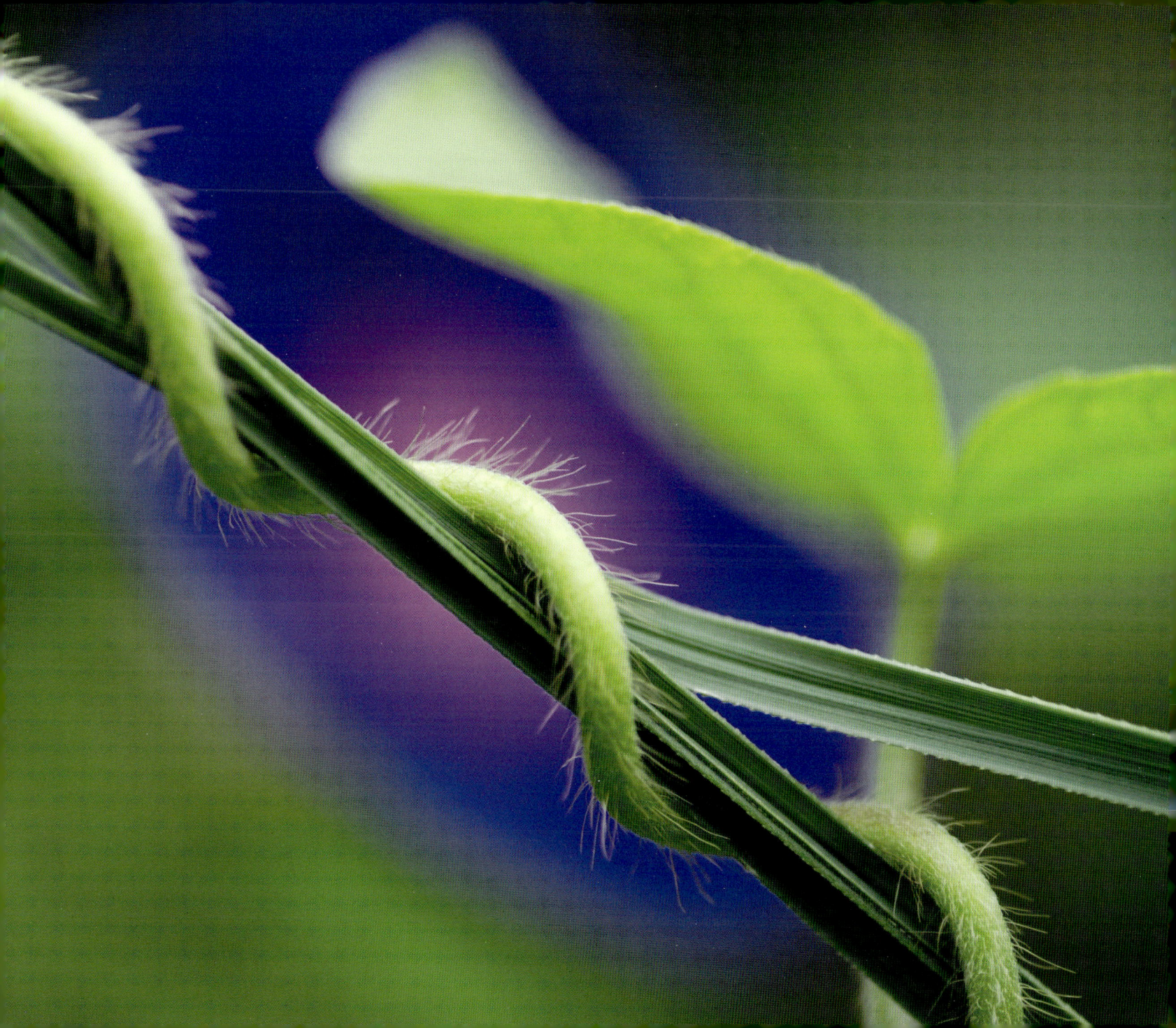

Wer bin ich, und wenn ja, wie viel Richard?

Ich bin nicht der, für den ich mich hielt. Ich bin nicht der, der ich sein möchte. Ich bin einer, den ich nicht kenne, was sogar mir zunehmend klar wird. Ich will nicht behaupten, dass ich jemals ganz genau wusste, wer ich war, bin mir jedoch sehr sicher, dass mir der, der ich heute bin, weniger vertraut ist als der frühere Richard.

Ich habe mich verändert. Ich verändere mich. Das gefällt mir genauso wenig wie dir. Es gefällt mir womöglich noch weniger als dir, weil ich offenbar kaum beeinflussen kann, was aus mir wird. Ehrlich gesagt habe ich manchmal das Gefühl, die Kontrolle über das, was ich bin, teilweise oder völlig verloren zu haben. Ich streite mehr und höre weniger zu. Ich ziehe voreilige Schlüsse und zögere manchmal ängstlich, meine Meinung zu äußern. Das klingt nicht nach dem Richard, wie wir beide ihn kennen, nicht wahr?

Das Phänomen der Persönlichkeitsveränderung ist, meiner bescheidenen Meinung nach, das tiefgreifendste und verheerendste Demenzsymptom, das mir bislang widerfahren ist.

Taylor, R. (2010): Alzheimer und Ich – «Leben mit Dr. Alzheimer im Kopf». 2. A. Bern: Huber.

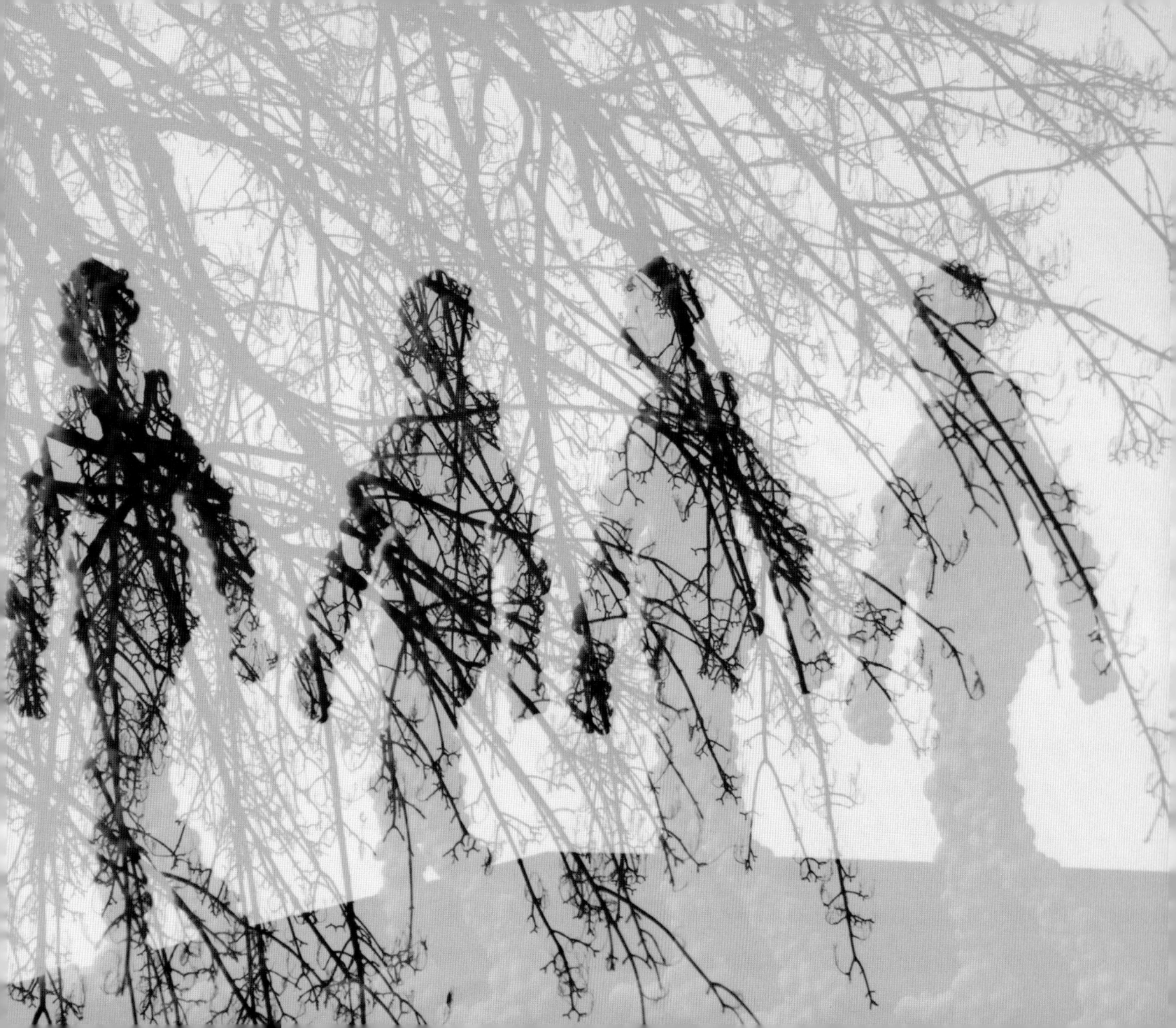

Alzheimer-Avenue 1

Als ich meiner Frau sagte, dass ich ihre Gedanken und Empfindungen nie voll und ganz verstehen werde und umgekehrt sie nicht meine, war sie beunruhigt. Sie meinte, ich wolle damit sagen, dass ich ihre Sorgen und ihren Schmerz nie nachempfinden könne und umgekehrt. Das trifft jedoch zur teilweise zu. Pflegende Angehörige und von der Diagnose betroffene Menschen wandern beide die gleiche Alzheimer-Avenue entlang; allerdings gibt es auf meiner Straßenseite andere Schlaglöcher als auf der Seite meiner Frau und vice versa. Sie ist zu anderen Umwegen gezwungen als ich. Manchmal können wir Hand in Hand gehen, dann sind wir wieder meilenweit auseinander. Am Ende werden wir an verschiedenen Orten ankommen. Wir geben dem Unternehmen den gleichen Namen, befinden uns aber in Wirklichkeit auf zwei verschiedenen Reisen. Meine entfernt mich von ihr und verhindert, dass sie neben mir gehen kann. Ich glaube, es ist gesünder und erleichtert uns das Leben, wenn wir diese Tatsache akzeptieren. Wir können nicht in den Schuhen des anderen gehen und tun es auch nicht. Auf jedem Paar Schuhe steht zwar «Alzheimer-Krankheit», aber sie passen nicht beide gleich, sie führen uns in verschiedene Richtungen, und ein Paar verschleißt sehr viel schneller als das andere.

Taylor, R. (2010): Alzheimer und Ich – «Leben mit Dr. Alzheimer im Kopf». 2. A. Bern: Huber.

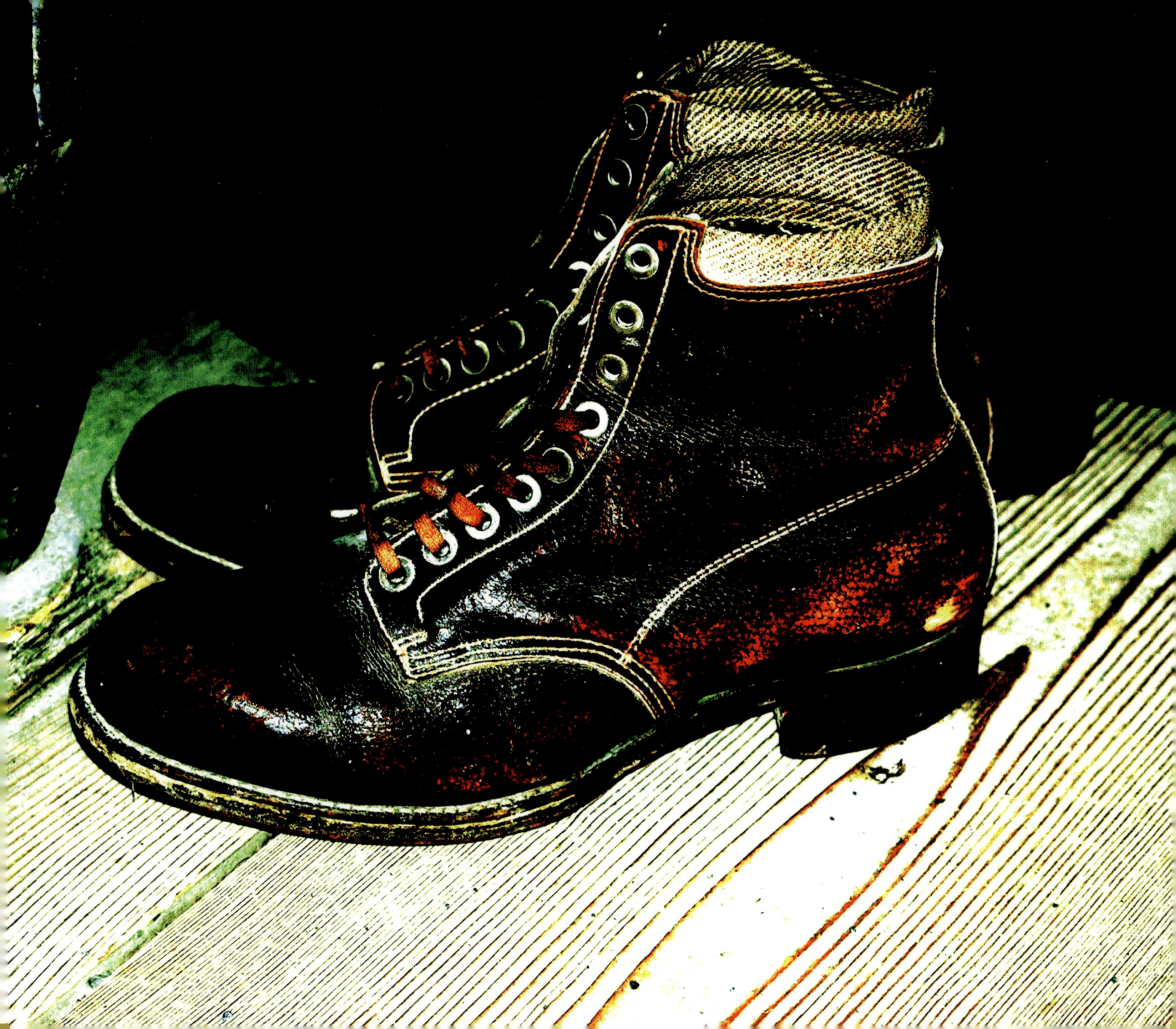

Alzheimer-Avenue 2

Als wir die Alzheimer-Avenue betraten, waren wir beide fest davon überzeugt, dass wir die Reise zusammen unternehmen werden, Hand in Hand, als Ehepaar oder Tochter und Vater, etc. Inzwischen weiß ich, dass wir zwar glauben, auf der gleichen Straße unterwegs zu sein, tatsächlich aber gezwungen sind, auf der eigenen Straßenseite zu bleiben. Wir können die durchgezogene Mittellinie nicht überschreiten. Nicht etwa, weil es gegen die Verkehrregeln verstößt: Es ist physisch und mental unmöglich. Wir können einander sehen, miteinander reden, ja sogar gegenseitig halten. Dennoch begegnet jeder und jede eigenen Schlaglöchern und Verirrungen, muss jeder und jede den eigenen Weg gehen und eigene innere und äußere Gefahren meistern.

Taylor, R. (2010): Alzheimer und Ich – «Leben mit Dr. Alzheimer im Kopf». 2. A. Bern: Huber.

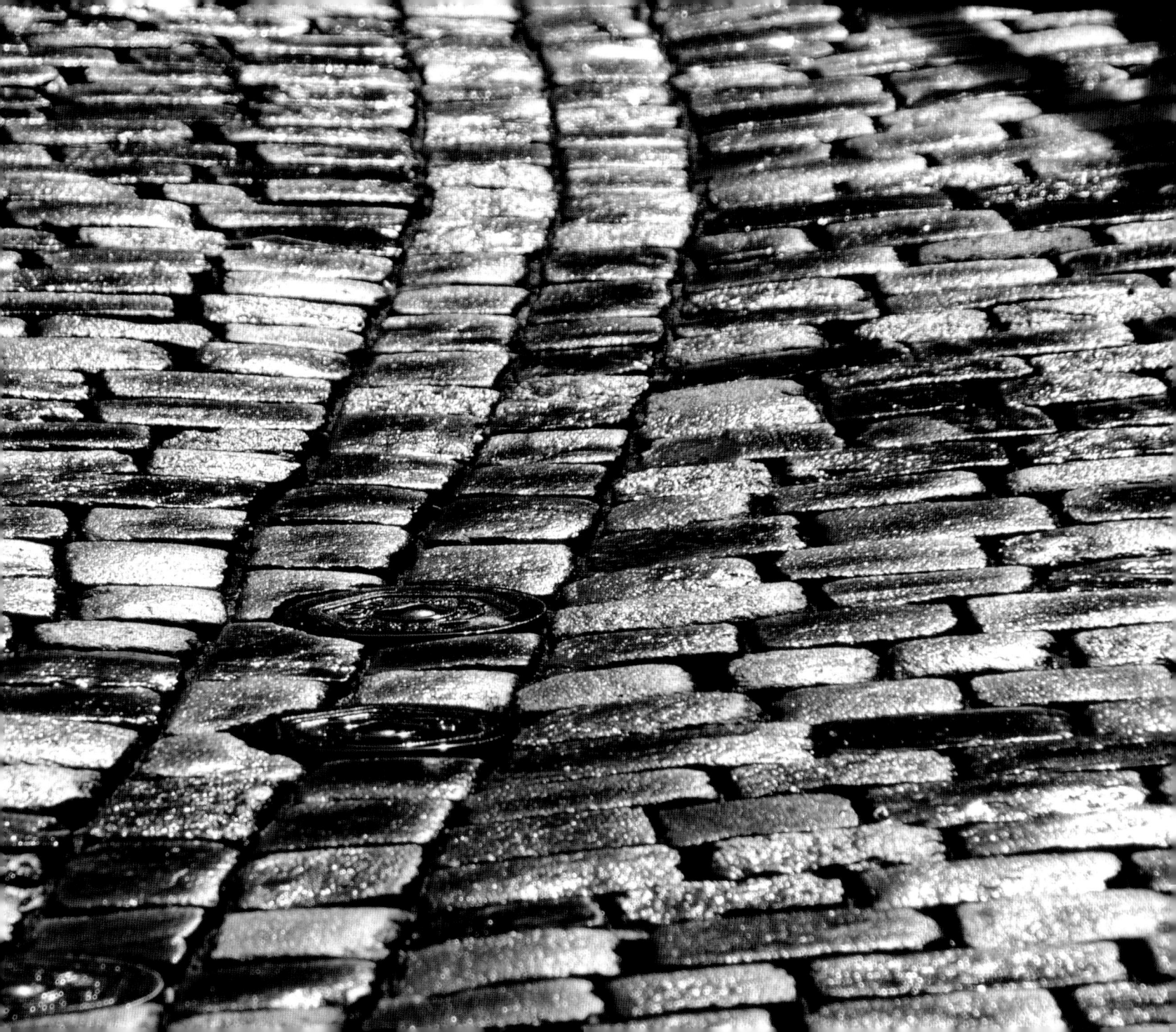

Mein Champion

Linda ist mein persönlicher Champion […]. Zu wissen, dass ich einen Champion habe, ist ein herrliches Gefühl. Ich fühle mich sicherer, mir ist wohler, ich blicke vertrauensvoller in unsere Zukunft, weil ich weiß, dass sie da ist – in der einen Hand den Schild, in der anderen den Speer. Was einst eine Attraktion war, dann ein Ärgernis, ist wieder zu einer Attraktion geworden! Ich werde immer stärker abhängig von ihrer Treue und Beständigkeit, ihrer Stärke, Zielstrebigkeit und Selbstsicherheit. […]

Sie war von jeher meine beste Freundin, doch jetzt ist sie für mich da und umsorgt mich auf eine Art und Weise, wie sie uns bislang nicht vorstellbar war. Wir haben uns immer als gleichberechtigte Personen behandelt und sind von dem Grundsatz ausgegangen: 1 + 1 = 3. Inzwischen habe ich den Eindruck, dass unsere Gleichung nicht mehr aufgeht.

Taylor, R. (2010): Alzheimer und Ich – «Leben mit Dr. Alzheimer im Kopf». 2. A. Bern: Huber.

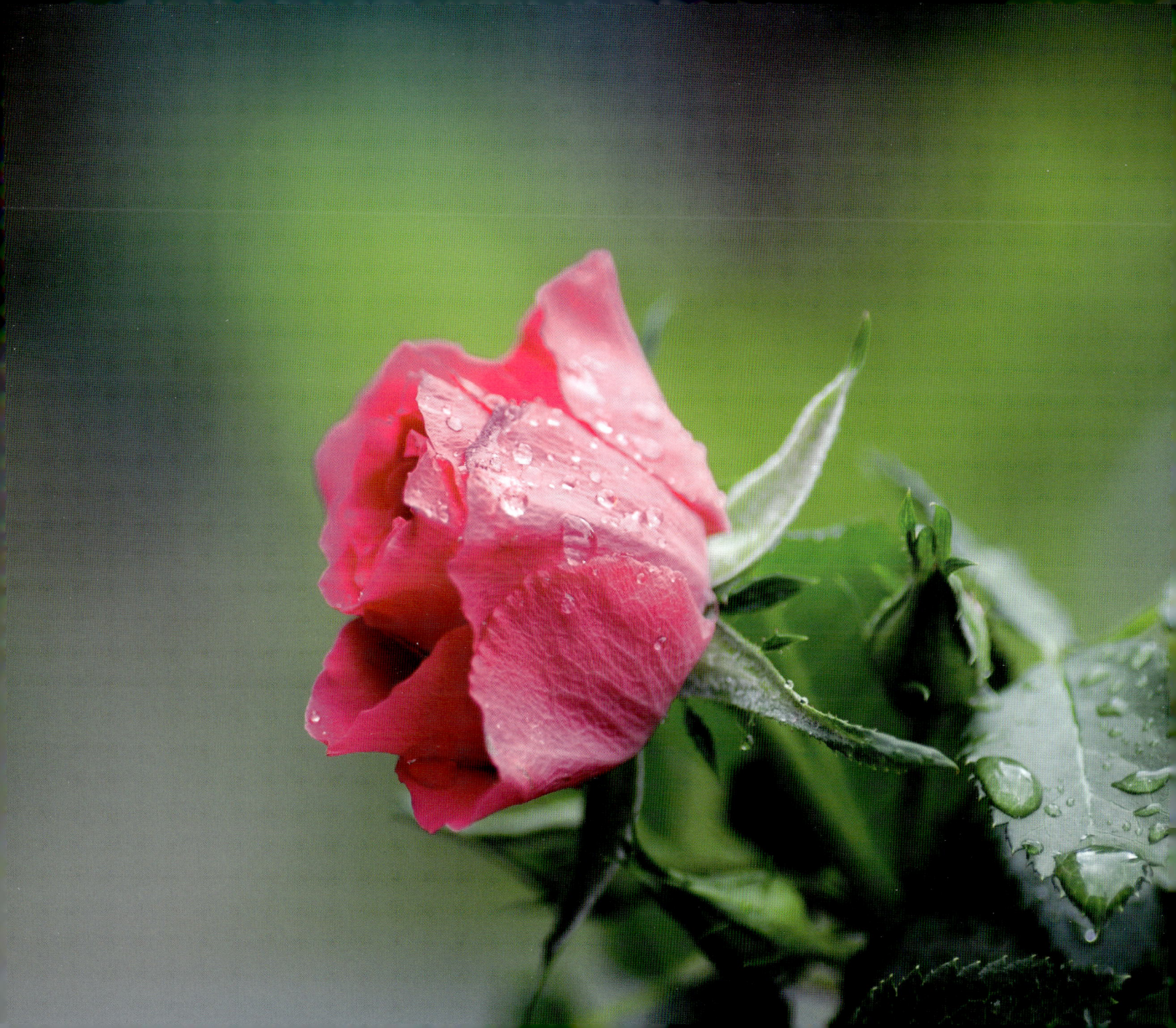

Auf den Hund gekommen

SPIEGEL: Warum wollen Sie unbedingt wieder einen Hund?

Taylor: Ich bin so allein. Meine Enkel gehen zur Schule, Linda geht zur Arbeit, und ich bin ans Haus gefesselt. Dem Hund ist es egal, ob du Alzheimer hast. Er liebt dich bedingungslos. Ich wünsche mir so sehr ein Wesen, das mich auch dann noch akzeptiert, wenn ich nicht mehr weiß, wie ich heiße. Wenn ich Windeln trage und nur noch stammele.

Taylor, R.; Lakotta, B. (2010): Ein Leben wie im Fegefeuer. DER SPIEGEL 9 (Interview)

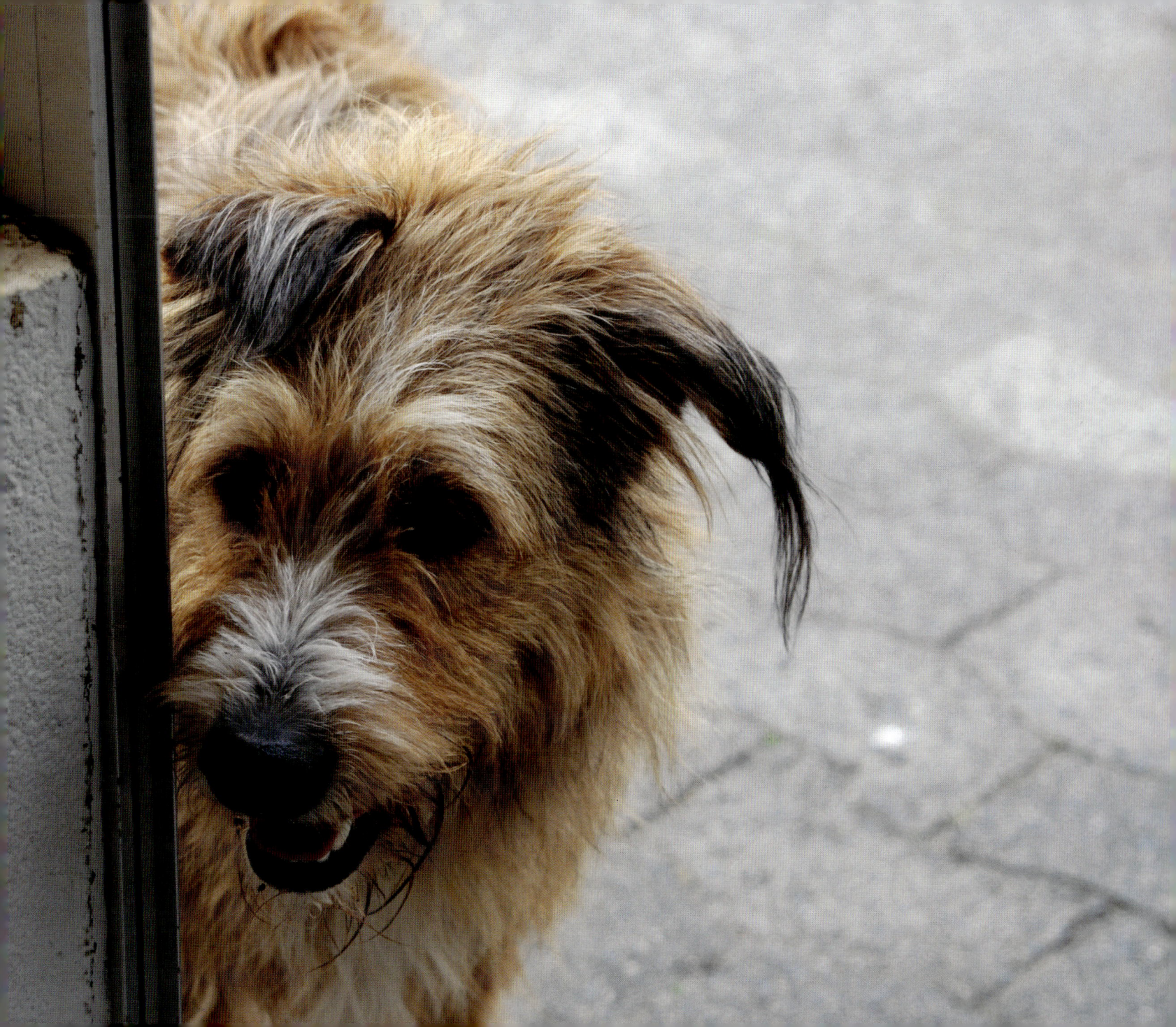

Warten auf Godot

Wie die beiden Landstreicher in *Warten auf Godot* stehe ich herum und hoffe, dass etwas geschieht, dass jemand kommt und alles in Ordnung bringt. In der Zwischenzeit verrinnt mein Leben; ich warte einfach ab und beobachte, einen anderen Zweck hat es wohl nicht. Ich klammere mich angestrengt an das Gestern. Ich verpasse das Heute, an morgen will ich gar nicht denken.

Godot wird wohl nie erscheinen. Worin liegt heute der Sinn, der Zweck und das Glück, ICH zu sein? Je länger ich warte, desto geringer werden vermutlich meine kognitiven Möglichkeiten. Auf wen oder worauf warte ich denn überhaupt? Auf mich? Auf Besserung? Dass keine Verschlechterung eintritt?

Ich bin mir sicher, dass es Humor in meinem Leben gibt, selbst jetzt. Ich bin mir sicher, dass mein Dasein einen bestimmten Sinn und Zweck hat, ganz besonders jetzt. Vielleicht sollte ich nicht so angestrengt danach suchen, mich nicht so oft vergeblich um Erkenntnis bemühen, und dann frustriert sein, nicht so sehr um Veränderung kämpfen und mich dann enttäuschen.

Ich werde wohl noch eine Zeit lang wartend herumstehen; mal sehen, wie es sich anfühlt und was kommt. Das hätte ich wohl bereits in der Vergangenheit öfter tun sollen!

Taylor, R. (2010): Alzheimer und Ich – «Leben mit Dr. Alzheimer im Kopf». 2. A. Bern: Huber.

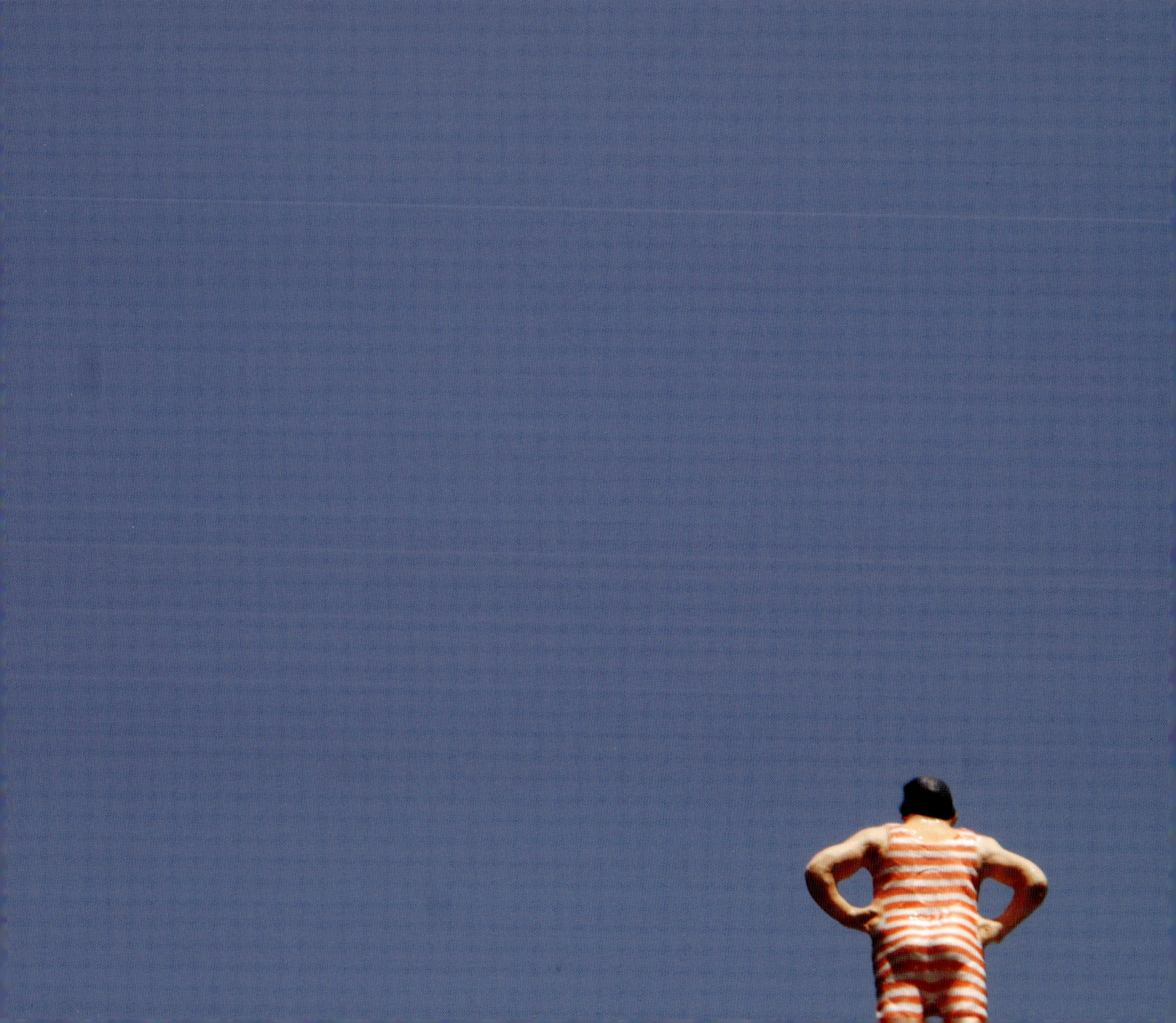

Ich bin Richard, verdammt

Ich will, dass alle wissen, dass ich ein voller und ganzer Mensch bin. Und ich werde ein voller und ganzer Mensch bis zum letzten Atem meines Lebens sein. Ich will und brauche dieselben Dinge.
Ich bin Richard, verdammt. Und Richard ist immer hier.

Ich habe damit Schluss gemacht, über meine Schulter zurückzuschauen auf denjenigen, der ich war. Jetzt verbringe ich die meiste Zeit damit, an dem zu arbeiten, der ich bin – und zwar Tag für Tag.
Bitte helft, damit ich alles bin, was ich sein kann und sein sollte.
Vielen Dank!

Demenz Support Stuttgart (Hrsg.) (2010): «Ich spreche für mich selbst» – Menschen mit Demenz melden sich zu Wort. Frankfurt: Mabuse.
Taylor, R. (2010): Alzheimer und Ich – «Leben mit Dr. Alzheimer im Kopf». 2. A. Bern: Huber.

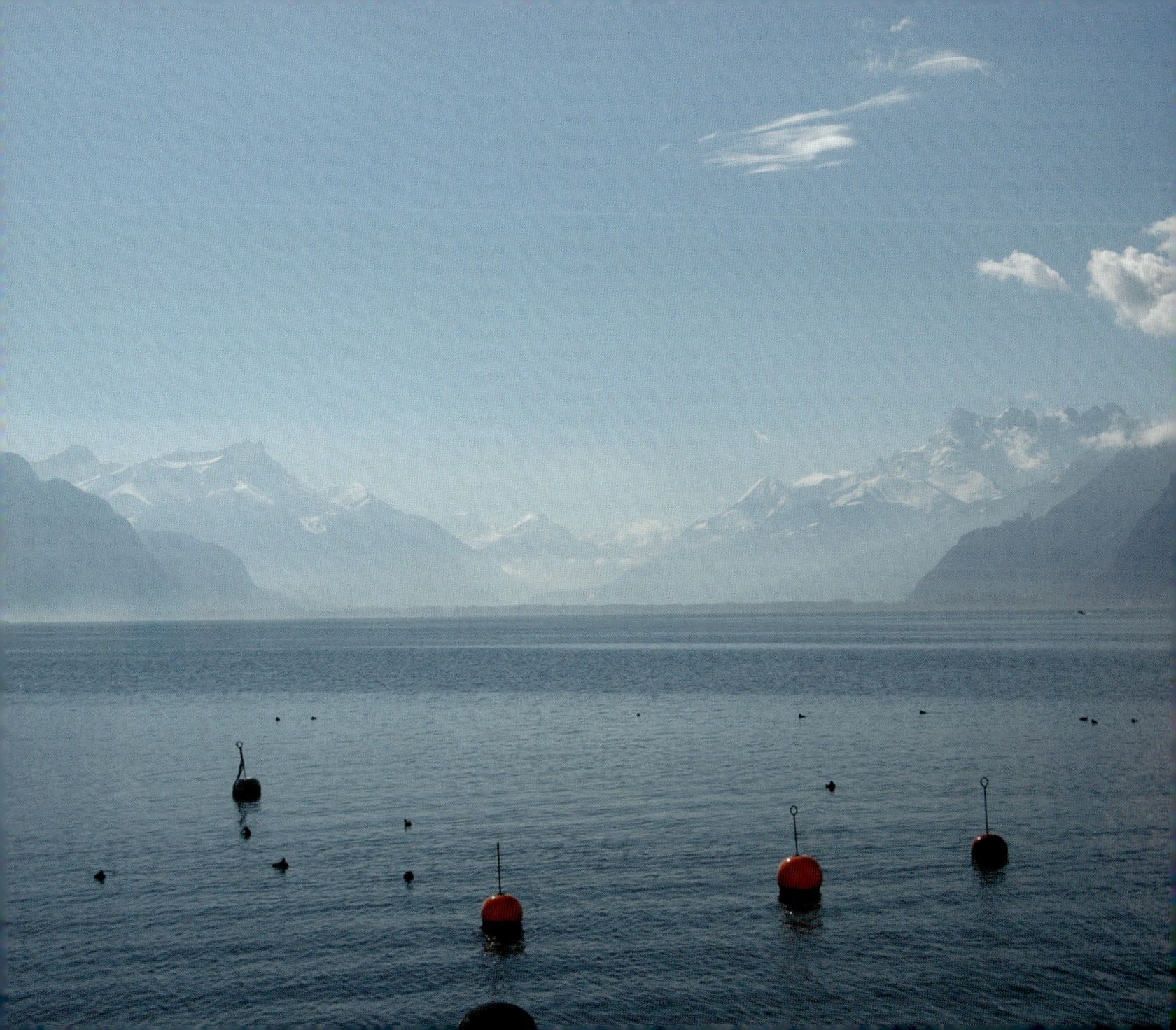

Miteinander reden

Es gibt offenbar keine «richtigen Antworten» und keinen «richtigen Weg». Die meisten Familien – auch wir – versuchen beharrlich zurechtzukommen, bis es ungefähr stimmt, und hoffen, dass wir uns im Laufe dieses Prozesses nicht entfremdet haben. Wenn wir verhindern wollen, dass wir einander unabsichtlich verletzen oder beleidigen, müssen wir im Gespräch bleiben. Ich halte das für die beste Strategie. […] Wenn wir nicht genug miteinander sprechen, bevor wir Grenzlinien ziehen, werden sie, in meinen Augen, immer falsch gezogen. Die aktuelle Lage erfordert mehr Gespräche, nicht weniger.

Taylor, R. (2010): Alzheimer und Ich – «Leben mit Dr. Alzheimer im Kopf». 2. A. Bern: Huber.

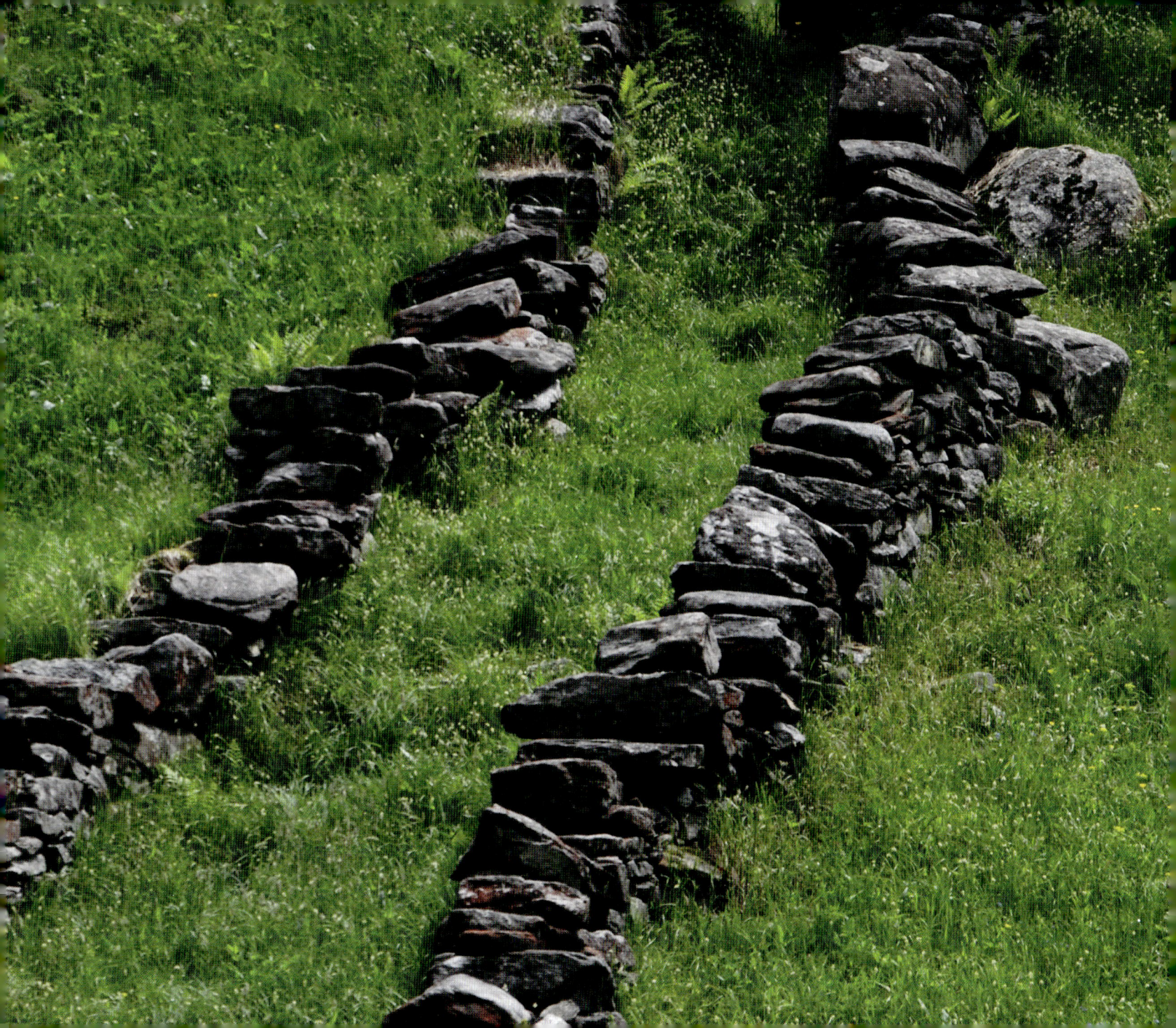

Zwiegespräche – Selbstgespräche

Ich klinge noch wie Richard und habe mich auch äußerlich nicht verändert. Meine Zwiegespräche klingen noch fast so, wie sie immer geklungen haben. Meine Selbstgespräche dagegen klingen ganz anders. Manchmal würde ich die Leute am liebsten anschreien: «Ich habe Schwierigkeiten – ihr merkt es nur nicht, und ich weiß nicht, wie ich um Hilfe bitten kann!»

Ich bin inzwischen völlig mit dem Kampf um den Erhalt meines Denkvermögens beschäftigt, weil ich unbedingt weiter auf meine Gedanken zugreifen und meinen geistigen Zustand unter Kontrolle halten will. Ich weiß, dass ich schließlich kapitulieren muss.

Taylor, R. (2010): Alzheimer und Ich – «Leben mit Dr. Alzheimer im Kopf». 2. A. Bern: Huber.

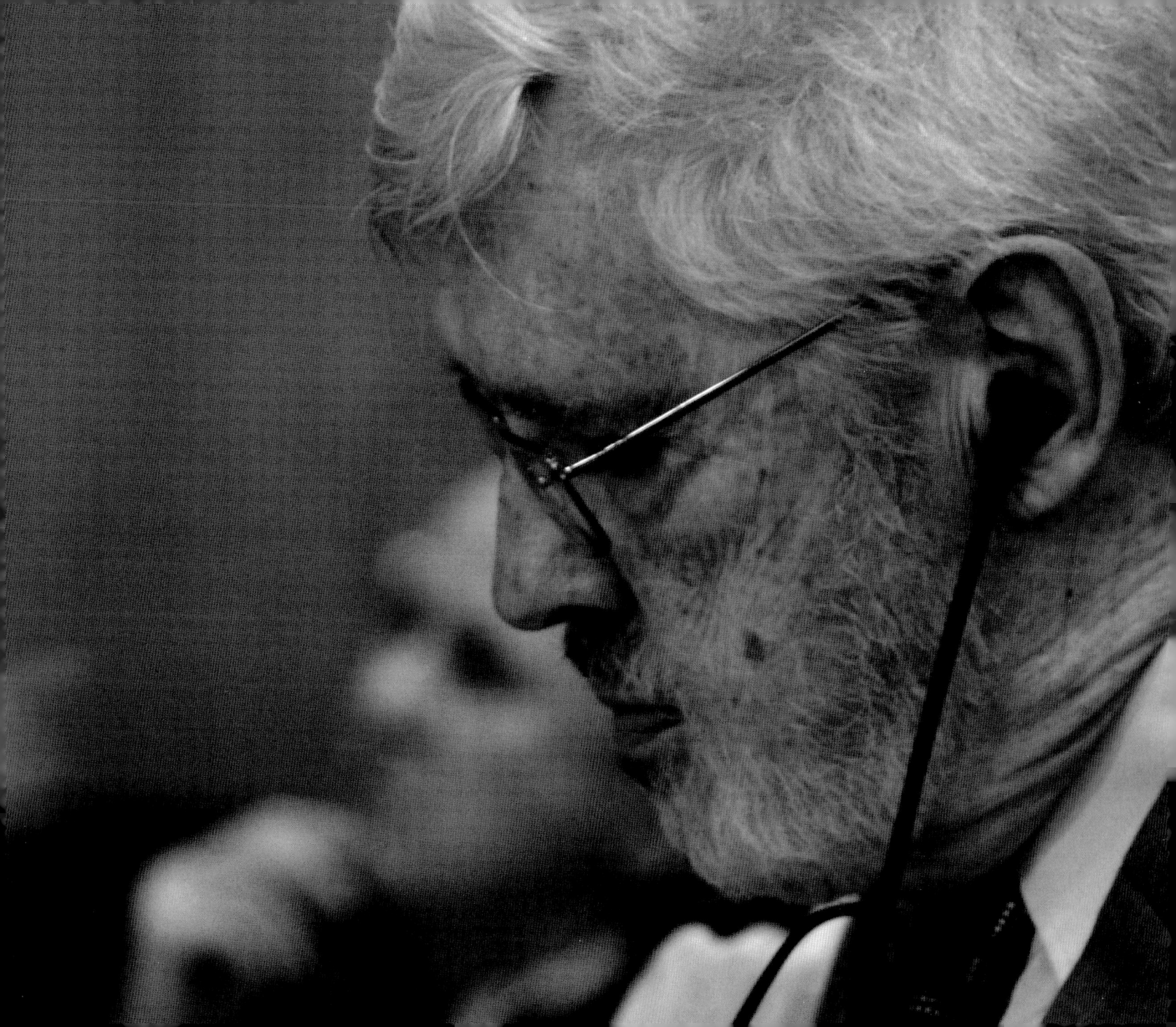

Worte

Worte lösen Empfindungen höherer Ebenen aus: Liebe, Staunen, Ehrfurcht, Schönheit. Worte wie *mein Mann, meine Frau, meine Familie, Garten, Blumen, die Beatles* – wenn ich solche Worte höre, werde ich dankbar und bin mit meinem Leben zufrieden.

Worte beschreiben meine Welt nicht nur, sie erschaffen meine Welt. Was passiert, wenn sich die Bedeutung von Worten von einem Tag auf den anderen, von einer Stunde auf die andere verändert, oder Worte manchmal ihre Bedeutung verlieren? Das ist der Punkt, an dem wir – ich und meine Welt – uns derzeit befinden.

Ich werde die Worte vermissen und – noch viel wichtiger – die von ihnen ausgelösten Empfindungen und feinen Schattierungen des Lebens, die sie beschreiben.

Taylor, R. (2010): Alzheimer und Ich – «Leben mit Dr. Alzheimer im Kopf». 2. A. Bern: Huber.

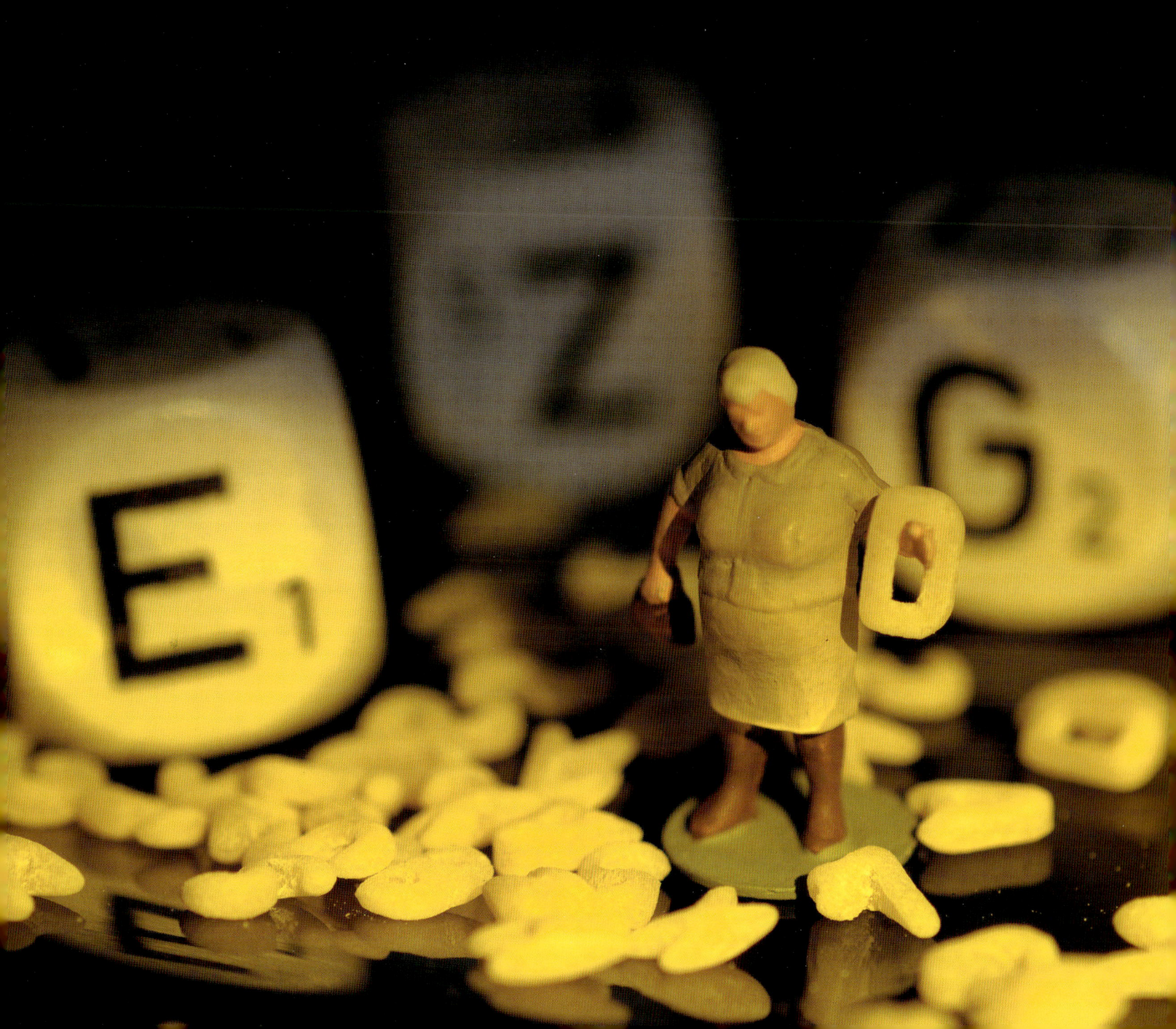

Reden, Denken, Schweigen

Die meisten Menschen im Endstadium der Alzheimer-Krankheit, die ich erlebt habe, sind stumm. Sie haben seit Monaten kein Wort mehr gesagt. Manche haben ein Jahr oder länger nicht mehr gesprochen. Sie sitzen einfach da: zurückgelehnt in einem Rollstuhl, mit stummem Blick und verstummt.

Werde ich denken, wenn ich keine Worte habe und mir keine Worte mehr zur Verfügung stehen? Wie kann ich wissen und verstehen, was ich fühle, wenn mir die beschreibenden Worte fehlen? Ich finde den Gedanken erstaunlich, dass ich den letzten und einzigartigen Augenblick meines Lebens, meinen Tod, aufgrund fehlender Worte vermutlich verpassen werde, und ihn deshalb nicht beschreiben, verstehen oder würdigen kann.

Vielleicht sollte ich heute, morgen und übermorgen mehr Zeit auf die Benutzung meiner vorhandenen Worten verwenden, um zu verstehen und zu schätzen, was in mir und um mich herum vorgeht. Vielleicht sollte ich anderen erzählen was ich denke und fühle.

Taylor, R. (2010): Alzheimer und Ich – «Leben mit Dr. Alzheimer im Kopf». 2. A. Bern: Huber.

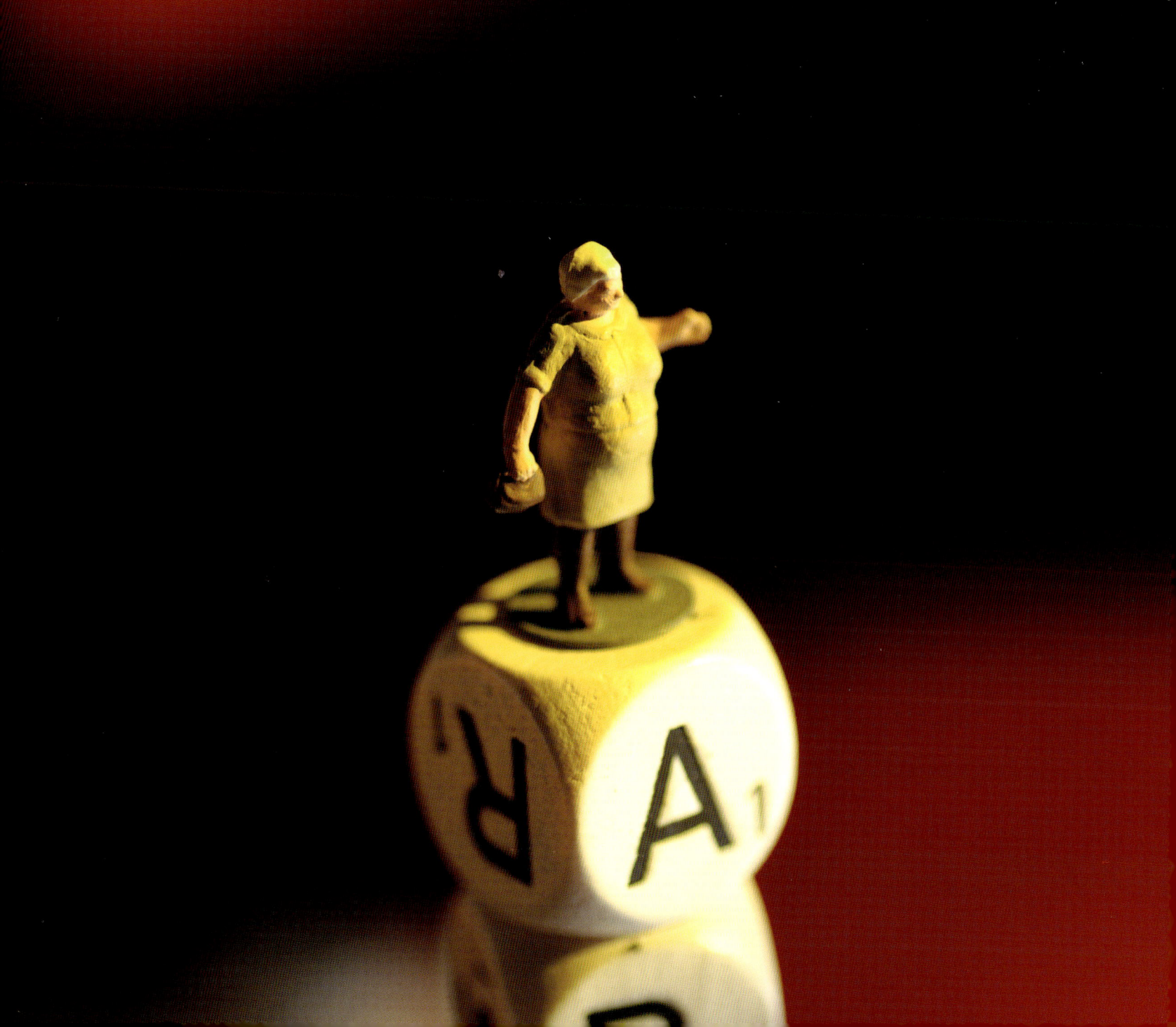

Schreiben

Ich schreibe nicht für andere: Ich schreibe für mich. Ich schreibe, um mich besser zu verstehen, um meine Erkenntnisse festzuhalten, meine Probleme zu bearbeiten, die richtigen Fragen zu finden und mir ein paar Antworten geben zu können. Ich schreibe, um mir auf angenehme Art die Zeit zu vertreiben und zu beweisen, dass immer noch etwas von meinem früheren Selbst vorhanden ist.

Man kann jedem, der Demenz hat, nur raten zu schreiben. Ich habe damit angefangen, weil ich unglaubliche Angst hatte, dass ich eines Morgens aufwache, und eine Art von Vorhang trennt mich vom Rest der Welt. Ich dachte, wenn ich jeden Tag lese, was ich am Tag zuvor geschrieben habe, wüsste ich immer, ob mit mir noch alles okay ist.

Wenn ich einen Tag keine Zeit zum Schreiben finde, fehlt mir etwas. Schreiben wurde mir zur Bestätigung, mein Schreiben bestätigt mich. Manche Leute glauben an den Satz: «Ich denke also bin ich.» Ich schreibe, also bin ich.

Taylor, R.; Lakotta, B. (2010): Ein Leben wie im Fegefeuer. DER SPIEGEL 9 (Interview)
Taylor, R. (2010): Alzheimer und Ich – «Leben mit Dr. Alzheimer im Kopf». 2. A. Bern: Huber.

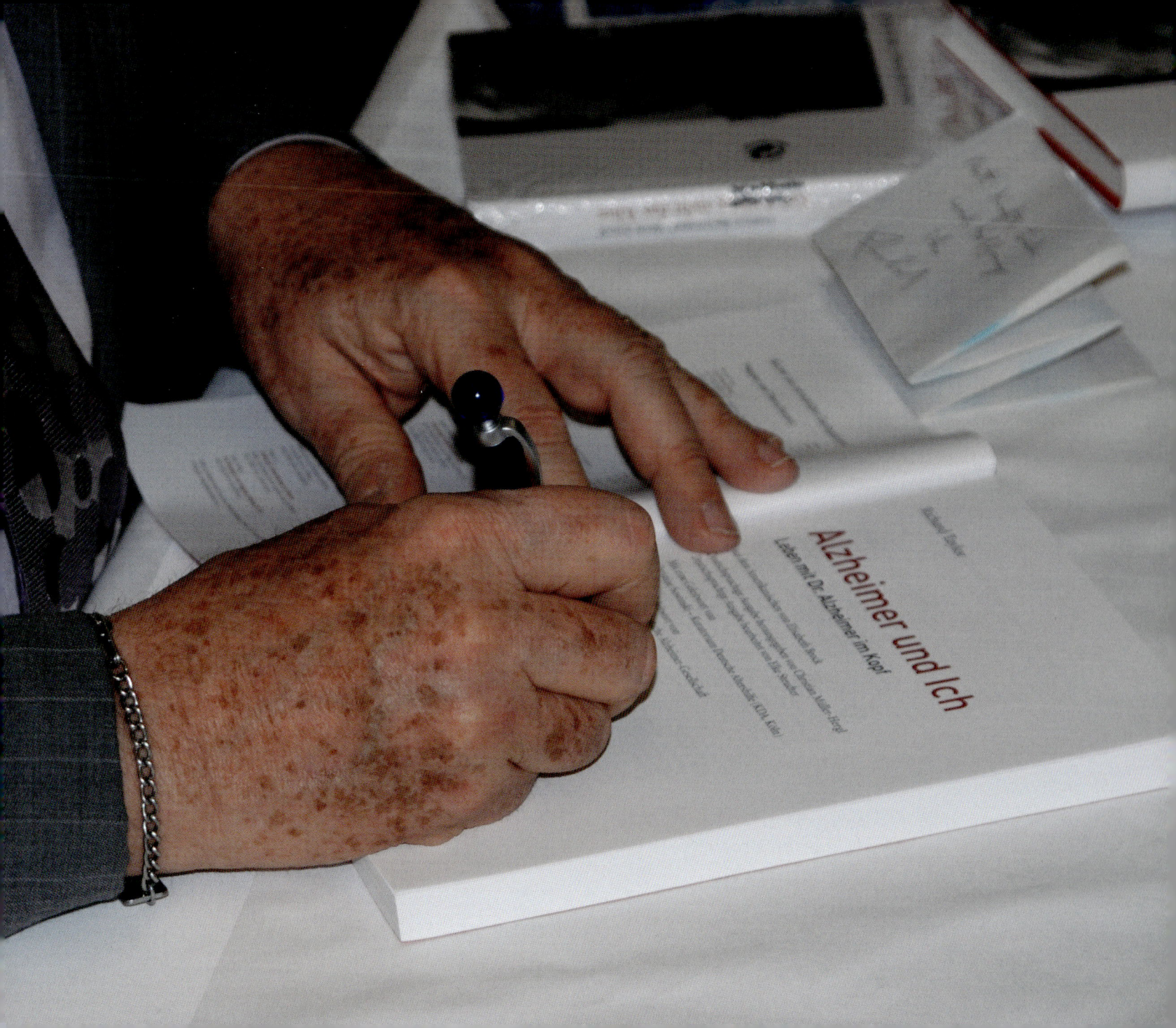

Es kommt Klarheit ins Leben, wenn es auf dem Spiel steht

Alle, die auf der Alzheimer-Avenue unterwegs sind, sollten ihre Erfahrungen niederschreiben, um sich befreiter zu fühlen. Ja, wir sollten uns sogar verpflichtet fühlen, andere an unserem Alltag teilhaben zu lassen. Es tut uns, den Autorinnen und Autoren, gut, und tut der Leserschaft gut. Es kommt Klarheit ins Leben, wenn es auf dem Spiel steht.

Ihre Texte werden nicht hochliterarisch sein und in Schulbüchern oder Gedichtsammlungen landen. Sie sind jedoch potenziell wertvoll für alle, die heute genauso leben wie gestern, und morgen genauso wie heute. Wir haben Gelegenheit, anderen Gelegenheiten zu bieten, etwas über sich selbst zu erfahren, ohne dafür lediglich eigene Erfahrungen heranziehen zu können.

Taylor, R. (2010): Alzheimer und Ich – «Leben mit Dr. Alzheimer im Kopf». 2. A. Bern: Huber.

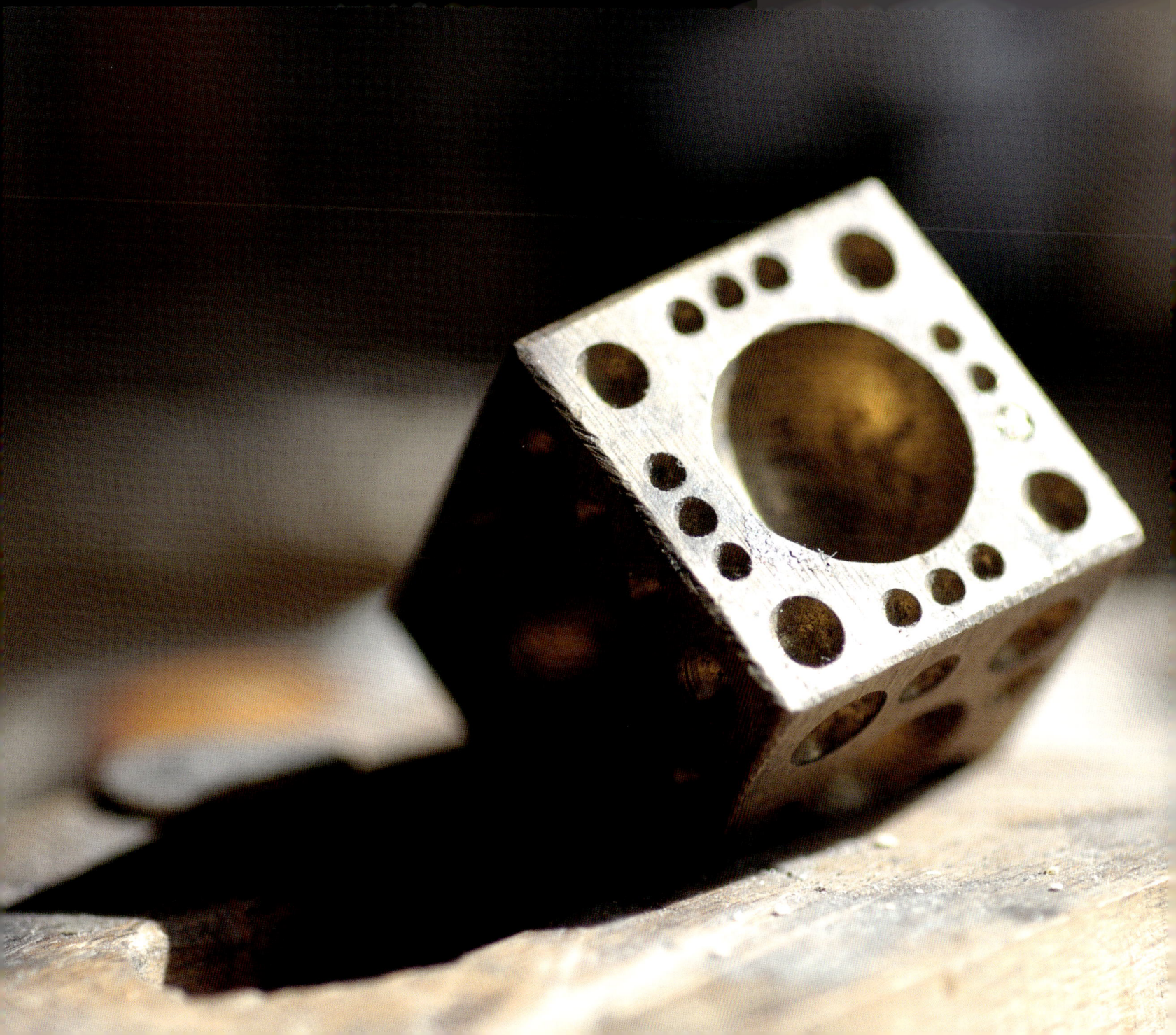

Knocking on Richards door

Ist Richard immer noch da? Ist er zu Hause? Nur weil ich jetzt nicht so rasch antworte wie früher, wenn du bei mir anklopfst, nur weil ich dich nicht immer erkenne wie vormals und nur weil ich manchmal nicht an die Tür gehe, bedeutet das nicht, dass ich nicht zu Hause bin. Ich bin noch da. Ich bin Richard.

Richard Taylor in: Demenz Support Stuttgart (Hrsg.) (2010): «Ich spreche für mich selbst» – Menschen mit Demenz melden sich zu Wort. Frankfurt: Mabuse.

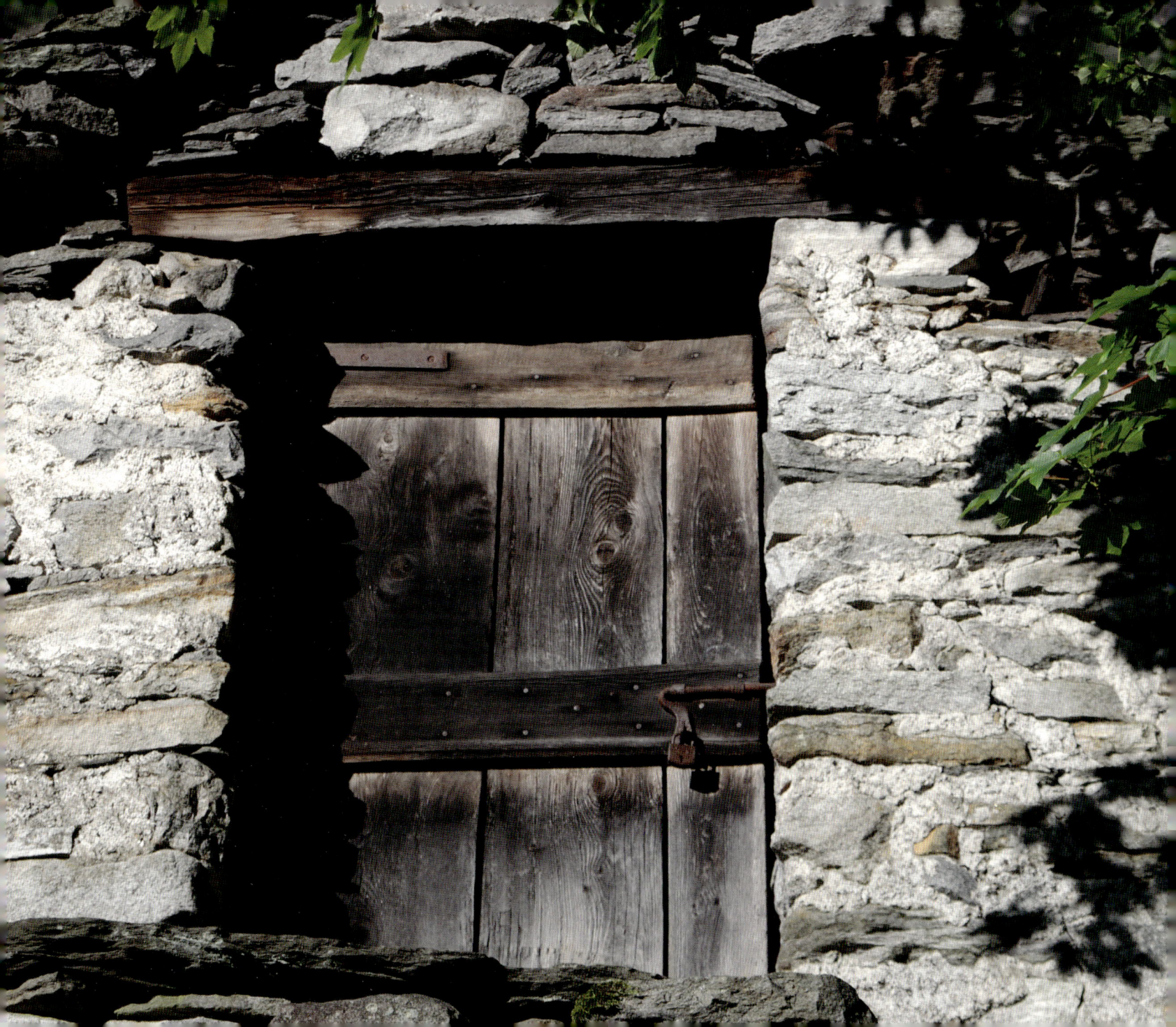

Ein- und Aussichten

Werde ich die Kontrolle über mich verlieren, über das, was ich bin und sage? Werde ich nicht mehr versuchen können, mich anderen so darzustellen, wie ich es mir wünsche? Diese Fragen jagen mir nach wie vor große Angst ein.

Seit ich angefangen habe zu schreiben fühle ich mich sicherer und wohler mit dem, was ich glaube zu sein. Ich habe ein klein bisschen weniger Angst vor der Zukunft. Ich meine ein wenig besser zu verstehen, warum und wie ich mich verändere; leider stellt sich die Erkenntnis erst nach erfolgter Veränderung ein. Ich trauere dem Richard nach, für den ich mich hielt, und fühle mich manchmal nicht wohl mit dem, der ich jetzt bin. Ansonsten werde ich einfach abwarten müssen und hoffen, weiter zumindest teilweise fähig zu sein, mich zu verstehen «from the inside out» und «from the outside in». Wenigstens so lange, bis sich mein derzeitiger Zustand verändert – denn noch ist die Krankheit erst ein Teil meines Lebens – und mich die Alzheimer-Krankheit völlig verschlingt.

Taylor, R. (2010): Alzheimer und Ich – «Leben mit Dr. Alzheimer im Kopf». 2. A. Bern: Huber.

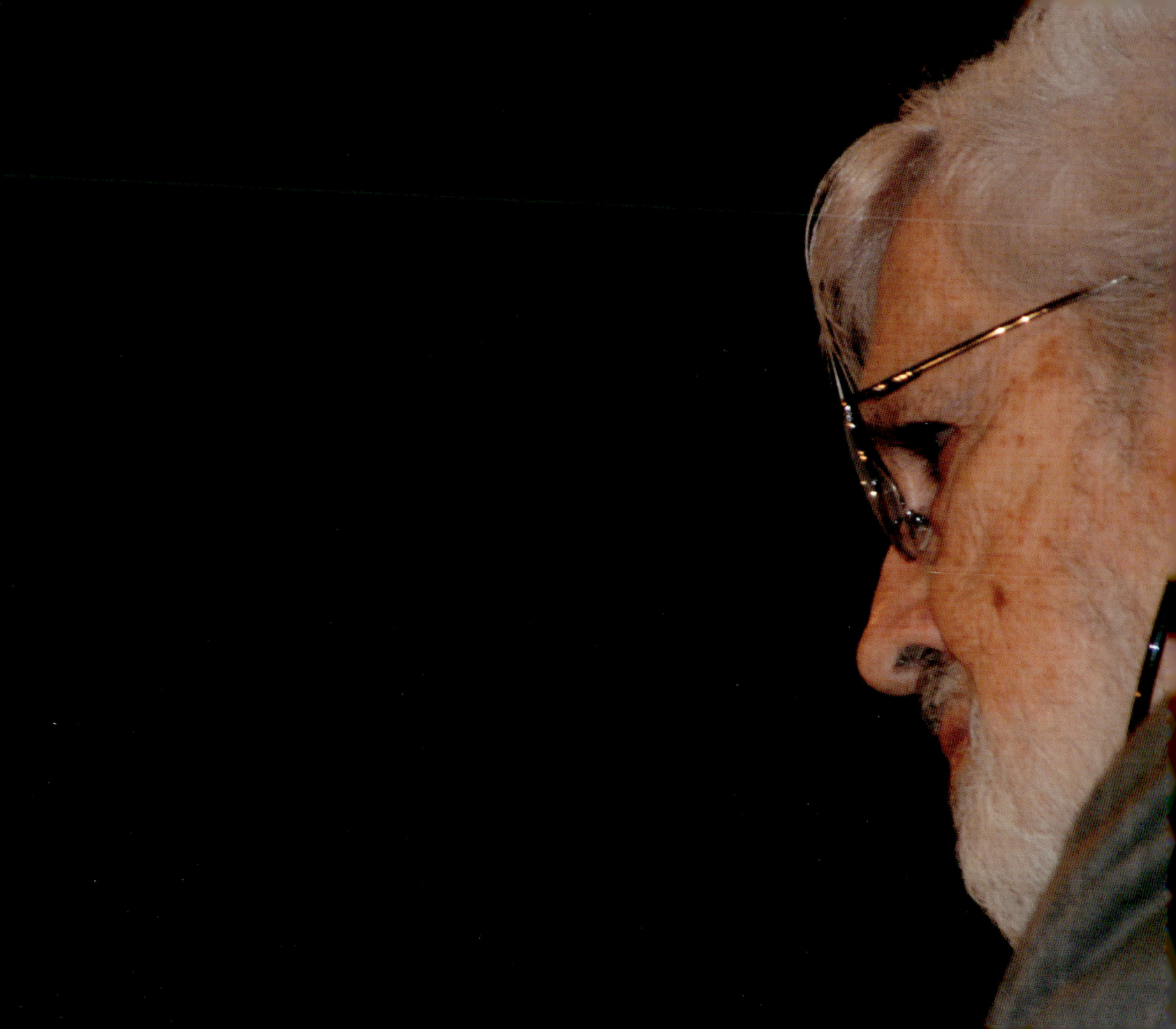

Lebensfunken

Wenn wir aus verschiedenen Gründen damit beginnen, uns zurückzuziehen, verlieren wir unseren Lebenssinn, den Zweck, warum wir da sind. Warum sollten wir Morgen für Morgen die Augen aufschlagen, was gibt es zu tun, was bewirkt, dass ich mich gut mit mir fühle? Bingo spielen? Fernsehen? Schauen Sie der Person mit Demenz in die Augen und finden Sie heraus, ob da noch der Lebensfunke glüht. Ob er dort noch flackert oder ob er, wie in den meisten Fällen, am Ausgehen ist. Nur die Entdeckung eines neuen Sinns und Zwecks im Leben kann ihn wieder entfachen.

Richard Taylor in: Demenz Support Stuttgart (Hrsg.) (2010): «Ich spreche für mich selbst» – Menschen mit Demenz melden sich zu Wort. Frankfurt: Mabuse.

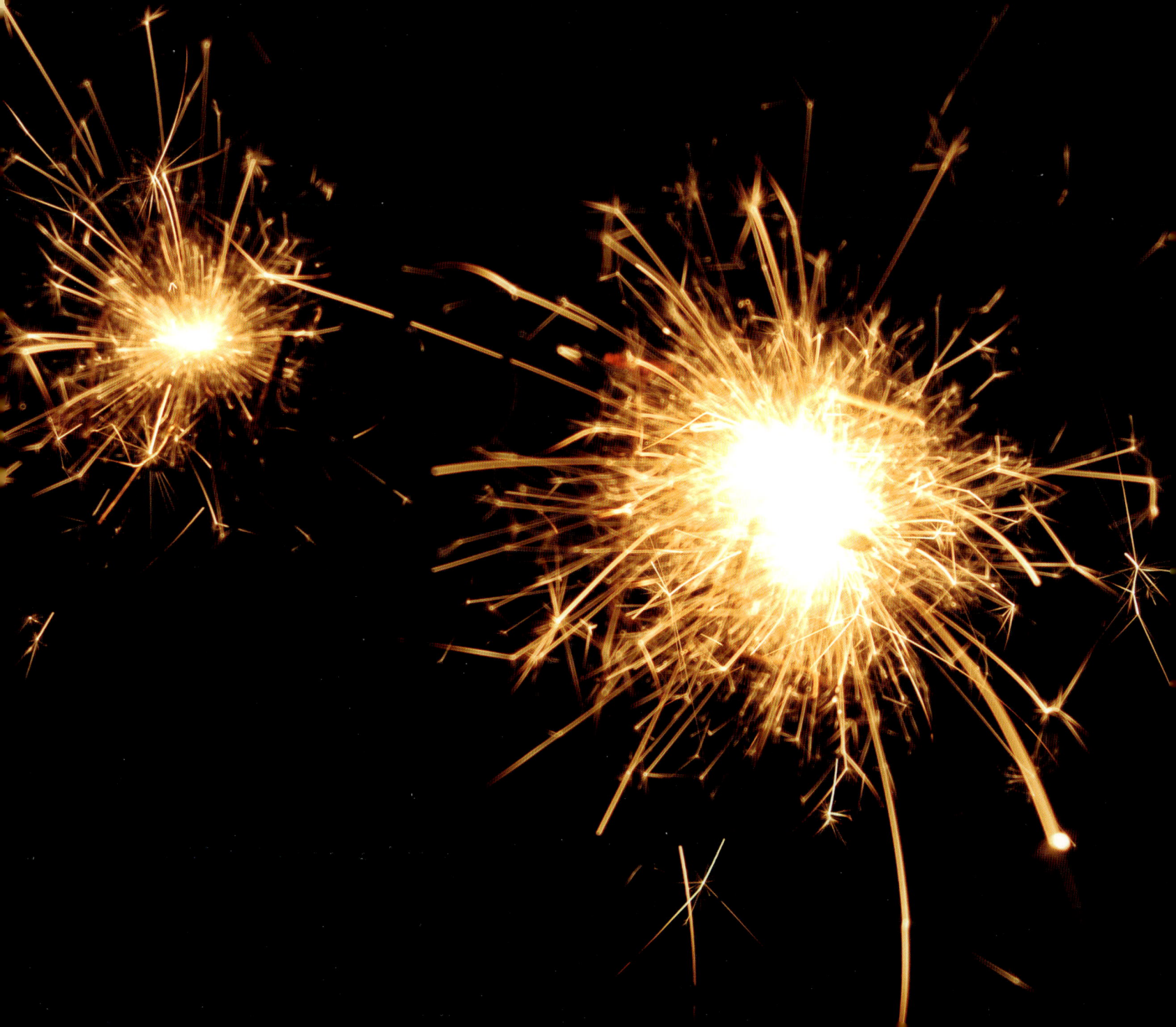

Wünsche

Bitte heißt Menschen mit einer Demenz willkommen, statt euch von Ihnen zu verabschieden.

Ich wünsche mir, dass andere mit mir reden und mir zuhören. Ich möchte, dass sie mir Fragen stellen, auch wenn ich nicht alle Antworten weiß.

Ich will so behandelt werden, als ob ich das gleiche Potenzial besitze wie du, nur dass es eben schwieriger für mich ist, es umzusetzen.

Ich glaube, dass diejenigen, bei denen eine Form der Demenz festgestellt wurde, eine Verantwortung für sich und ihresgleichen tragen, aufzustehen und sich zu Wort zu melden.

Taylor, R. (2010): Alzheimer und Ich – «Leben mit Dr. Alzheimer im Kopf». 2. A. Bern: Huber.
Richard Taylor in: Demenz Support Stuttgart (Hrsg.) (2010): «Ich spreche für mich selbst» – Menschen mit Demenz melden sich zu Wort. Frankfurt: Mabuse.

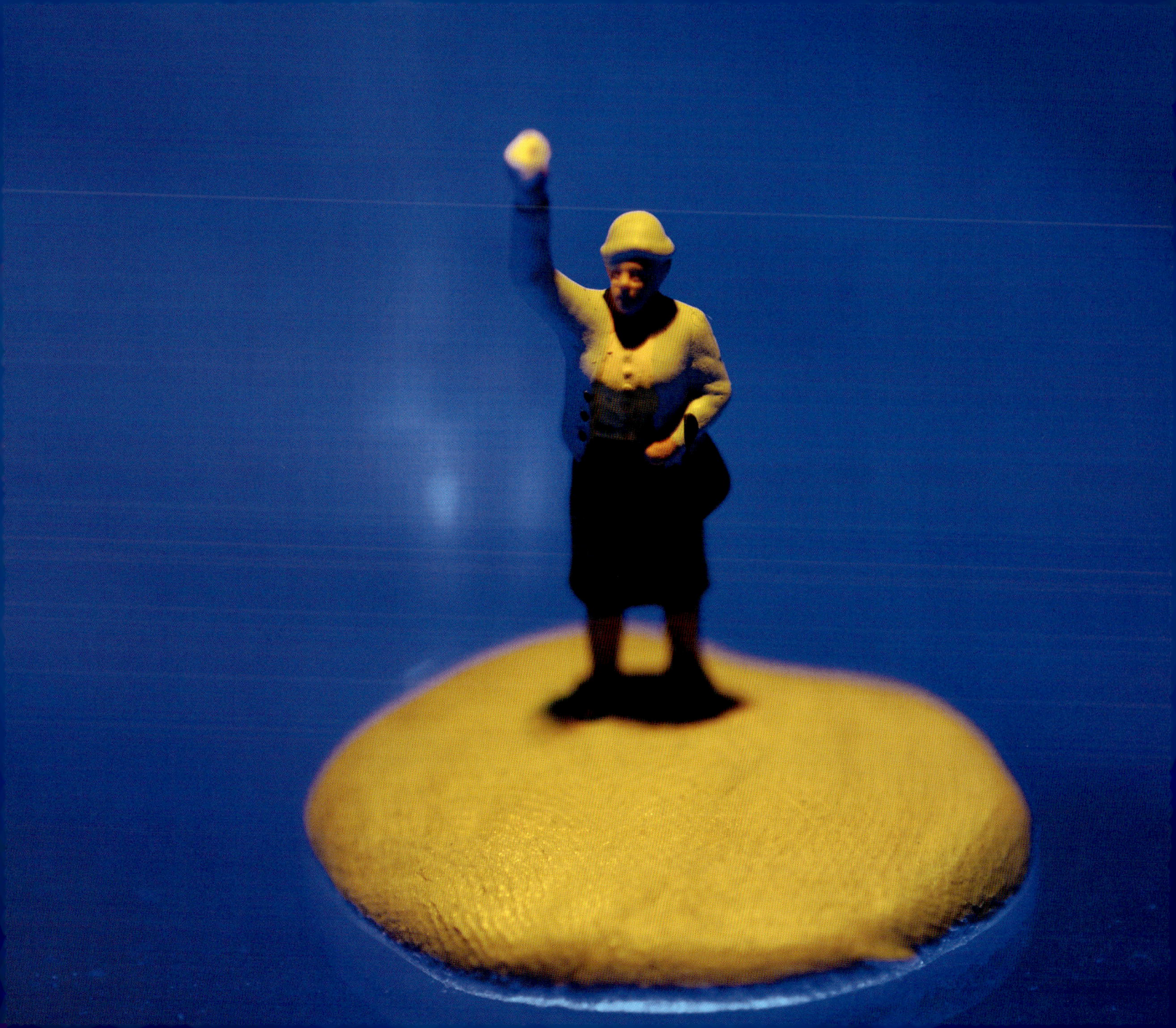

Mein kleines Licht

Ich sehne mich und suche nach dem Licht. Ich mag es nicht, in diesem flackernden Zwielicht zu leben. Ich wünschte, ich könnte mich anpassen. Das Licht wirkt gedämpft, manchmal hell, zunehmend flackernd. Ich kann nicht von der ständigen Aufklärung dessen, was um mich herum und in mir vor sich geht, abhängen. Vielleicht stimmt es, was ein Lied meiner Kindheit sagt:

«Mein kleines Licht, ich lasse es leuchten,
lass es niemanden ausblasen, lass es leuchten
trage es weiter zu allen Nachbarn, lass es leuchten, lass es leuchten, lass es leuchten!»

Taylor, R. (2008): This little light of mine. www.richardtaylorphd.com

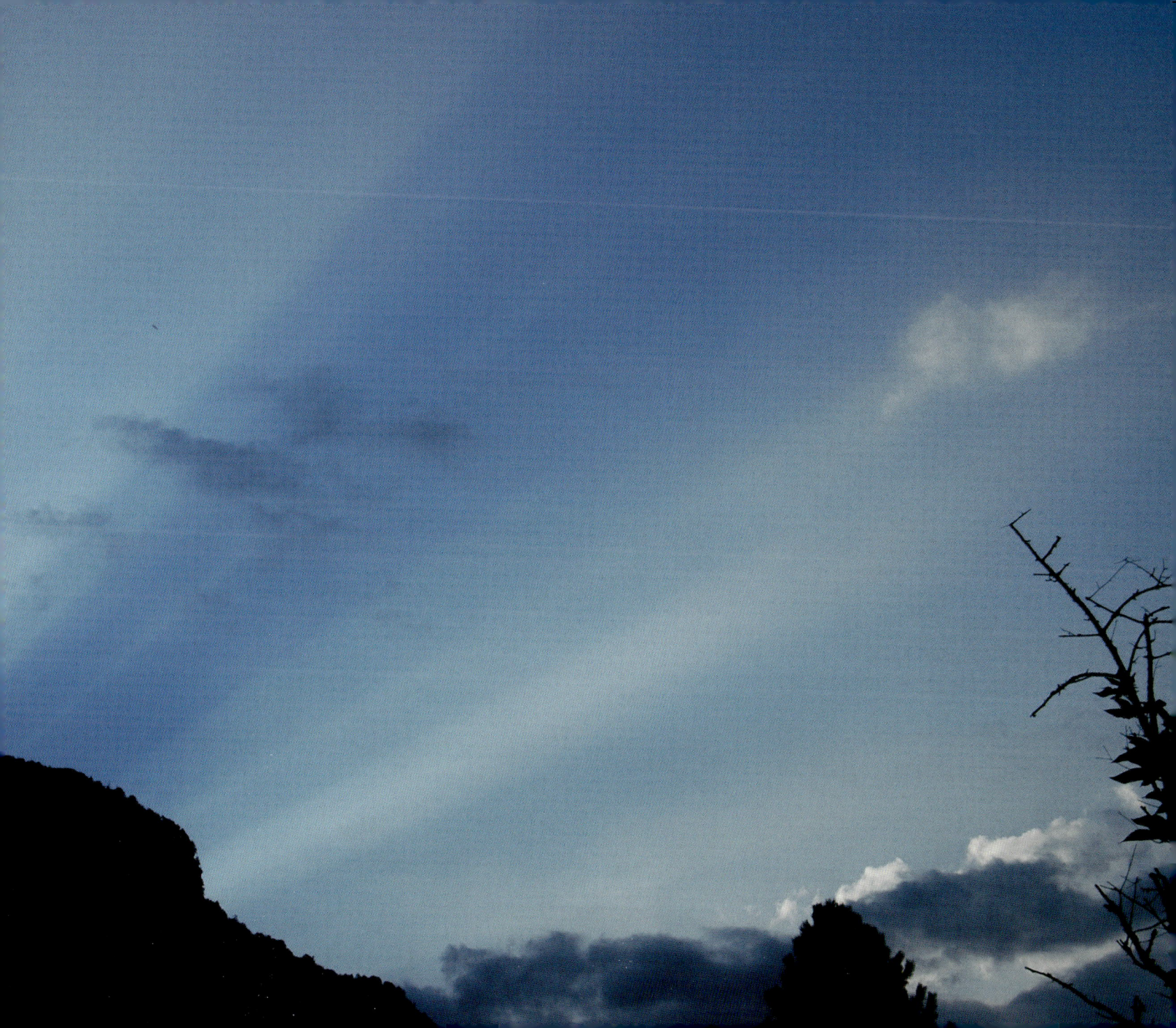

Pharma-Zeutika und Sozio-Zeutika

Wir brauchen keine Pharma-Zeutika, sondern Sozio-Zeutika. Eigentlich müsste der Arzt auf das Rezept die Telefonnummer von jemandem schreiben, der in einer vergleichbaren Situation ist: «Ruf ihn an, verabredet euch. Damit du siehst: Leute mit Demenz sind normal. Sie sind wie du.»

Ich will, dass die Psychiater ihre Rezeptblöcke einen Augenblick weglegen und mir zuhören. Ich will, dass sich Psychologen öffnen für Dinge, die über das, was sie studiert haben, hinausgehen. Sie sollen versuchen, mich nicht durch die Augen eines längst verstorbenen Mannes zu betrachten, vielmehr als eine Person, die nicht nur einem anderen Takt folgt, vielmehr einen anderen Weg eingeschlagen hat, als die meisten ihrer anderen Klienten. Helft mir, mich zu verstehen und anzunehmen, so gut es mir eben möglich ist. Versucht herauszufinden, wie mein Befinden *heute* ist.

Taylor, R.; Lakotta, B. (2010): Ein Leben wie im Fegefeuer. DER SPIEGEL 9 (Interview)
Taylor, R. (2010): Alzheimer und Ich – «Leben mit Dr. Alzheimer im Kopf». 2. A. Bern: Huber.

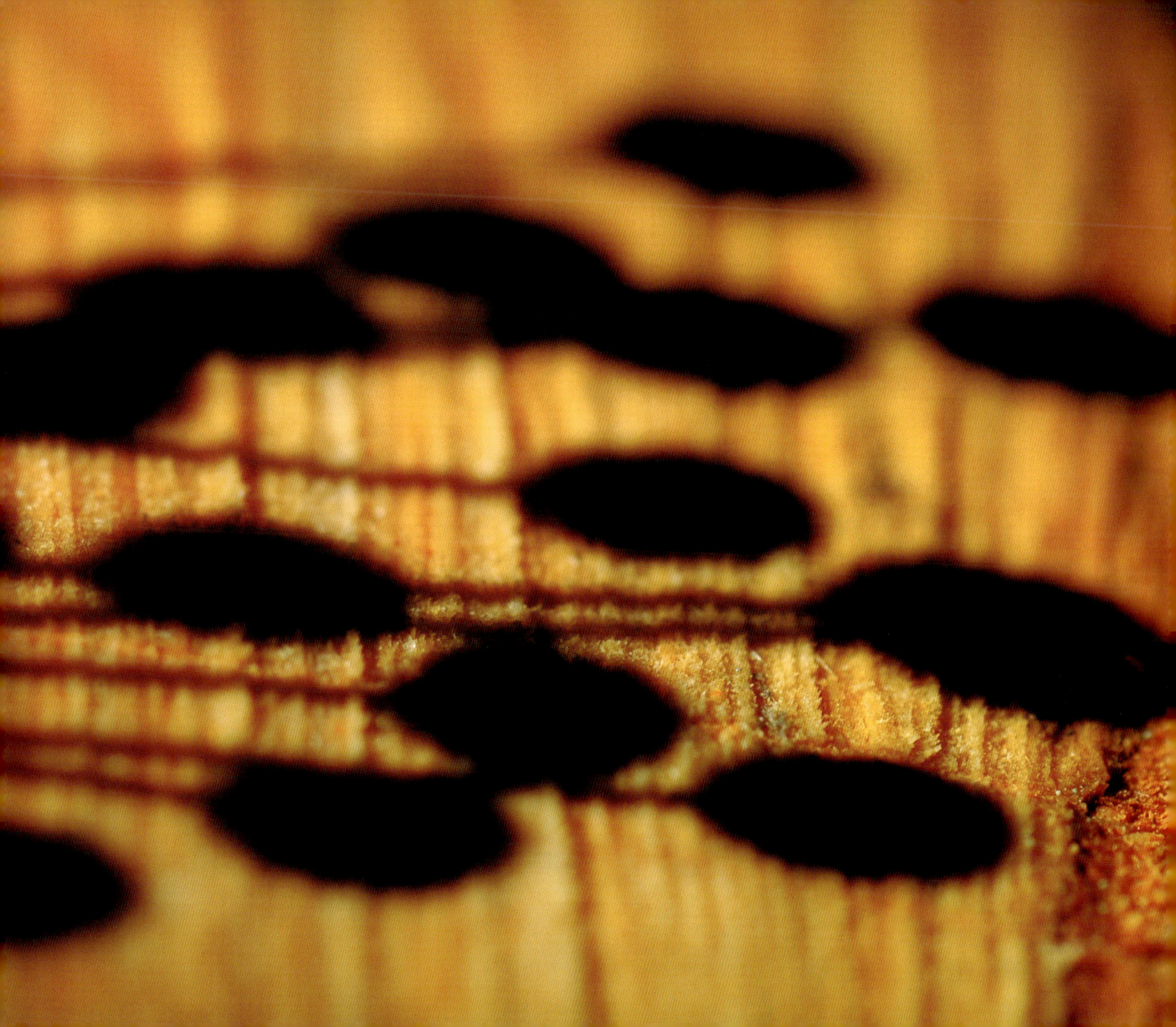

Demenzfreundliche Kommunen

Demenzfreundliche Kommunen sollten sich nicht von anderen freundlich-zugewandten und unterstützenden Gemeinwesen unterscheiden. Die Leute sollten sich untereinander kümmern.

Sie sollten Unterstützung anbieten und wenn sie dankend abgelehnt wird, sollten sie einen Schritt zurück machen.

Wenn sie dankend angenommen wird, sollte die Person durch die Unterstützung in die Lage versetzt werden, voll und ganz das zu sein, was sie sein kann.

Richard Taylor in: Demenz Support Stuttgart (Hrsg.) (2010): «Ich spreche für mich selbst» – Menschen mit Demenz melden sich zu Wort. Frankfurt: Mabuse.

SCHRITT

Mit uns – statt über uns

An einer Demenzerkrankung leidende Menschen sind die informiertesten, motiviertesten, effektivsten und am meisten IGNORIERTEN Personen von allen, die sich zu diesem Themenkomplex äußern. Es ist an der Zeit, mit UNS zu arbeiten, uns zu fördern anstatt zu behindern, unsere und Ihre Bedürfnisse wahrzunehmen, um das größte mit dem Altern verbundene Stigma – Vergesslichkeit – besser zu verstehen, besser damit zu leben und es schließlich abzuschaffen.

Taylor, R. (2010): Alzheimer und Ich – «Leben mit Dr. Alzheimer im Kopf». 2. A. Bern: Huber.

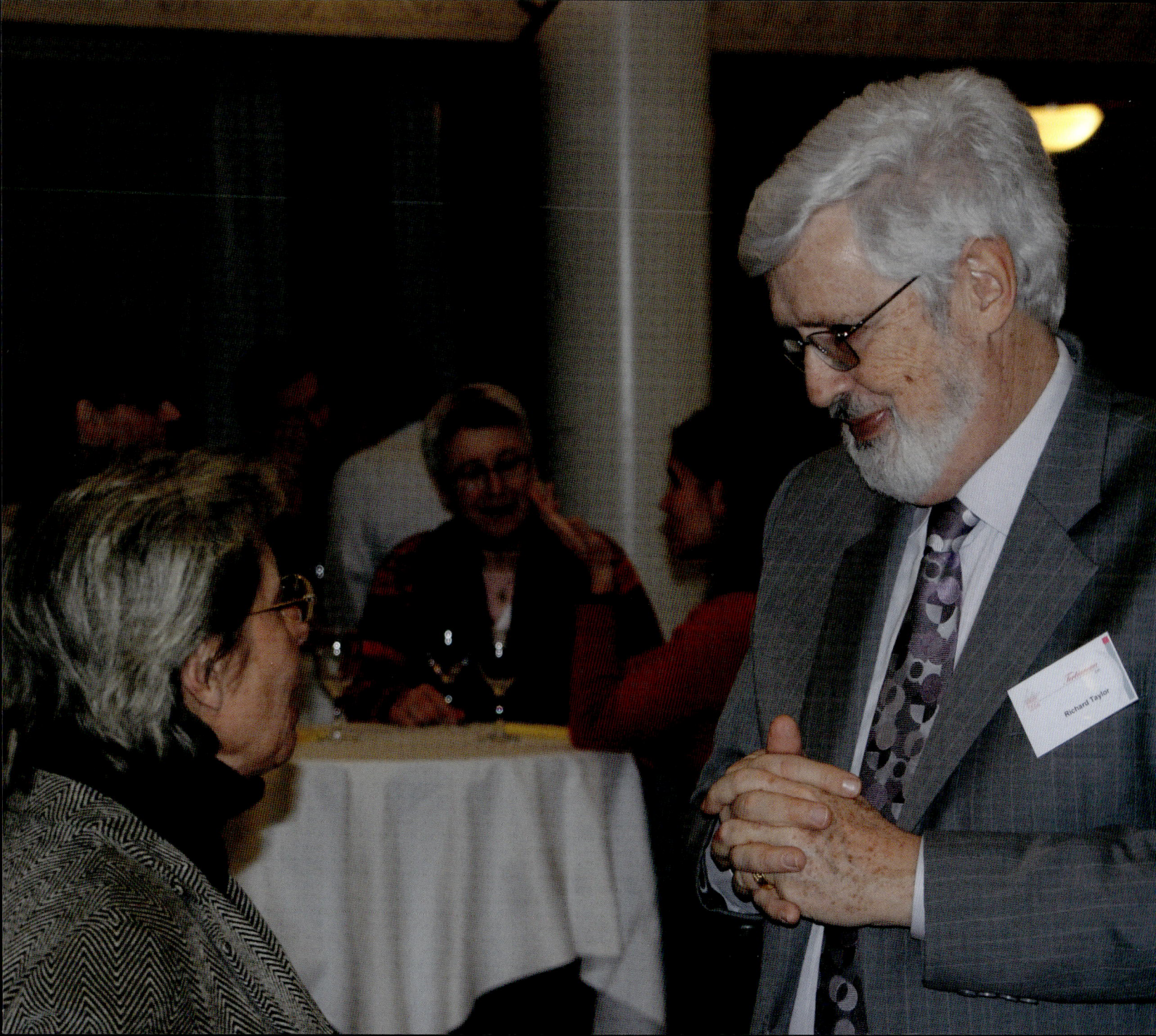

Letzter Akt

Ich habe keine Ahnung, wer ich sein werde, wenn man mich zum letzten Akt auf die Alzheimer-Bühne rollt. Was ich aber sicher weiß, ist, dass ich *sein* werde … immer noch Ich sein werde … vielleicht ein anderes *Ich*, ein bislang nie dagewesenes Ich.

Taylor, R. (2010): Alzheimer und Ich – «Leben mit Dr. Alzheimer im Kopf». 2. A. Bern: Huber.

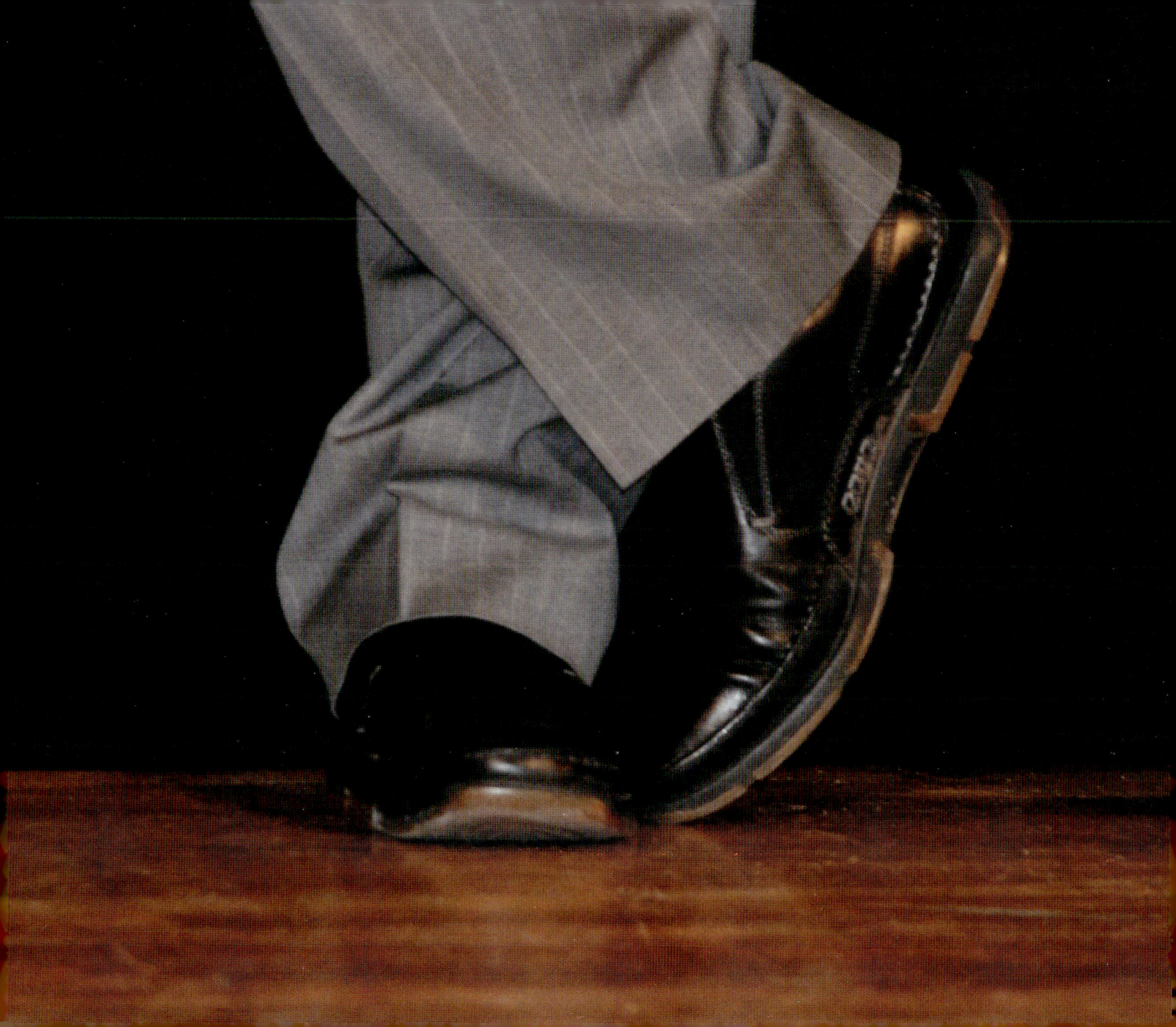

Wanderausstellung

Teile dieser Publikation können als Bild-Text-Ausstellung ausgeliehen werden, die 23 Fotos und Texte umfasst. Nähere Informationen dazu von:

Verlag Hans Huber
Lektorat: Pflege
z. Hd.: Jürgen Georg
Länggass-Strasse 76
CH-3000 Bern 9
Tel: 0041 (0)31 300 4500
Fax: 0041 (0)31 300 4593
E-Mail: juergen.georg@hanshuber.com

Stimmen zur Ausstellung

«Ich hatte keine Ahnung von Alzheimer und die Ausstellung hat mir einen guten Einblick vermittelt. Wirklich gut gemacht.»

Yvonne Vignoli
Projektleiterin Blended Learning – WE'G Weiterbildung für Gesundheitsberufe

«Eine gelungene, anschauliche und beeindruckende Kombination von Texten und Bildern zum Thema Demenz.»

Literaturverzeichnis

Demenz Support Stuttgart (Hrsg.) (2010): «Ich spreche für mich selbst» – Menschen mit Demenz melden sich zu Wort. Frankfurt: Mabuse.
Taylor, R. (2010): Alzheimer und Ich. «Leben mit Dr. Alzheimer im Kopf», 2., durchges. u. erg. Auflage. Bern: Huber
Taylor, R. (2011): «Im Dunkeln würfeln» – Portraits, Bildern und Geschichten einer Demenz. Bern: Huber
Taylor, R. (2011): Der moralische Imperativ des Pflegens. Bern: Huber
Taylor, R.; Georg, J. (2009): «Alzheimer ist kein Abschied» – Interview mit Richard Taylor. Pro Alter, 42–44.
Taylor, R.; Georg, J. (2009): «Jeden Tag stehe ich auf und sage – Hallo» – Interview mit Richard Taylor. NOVA 40, 5: 24–25.
Taylor, R.; Georg, J. (2009).: «Ich spüre, wenn man mich anlügt» – Interview mit Richard Taylor. Pflegen Demenz, 11: 15–18
Taylor, R.; Georg, J. (2009): «Leben mit Dr. Alzheimer im Kopf» – Interview mit Richard Taylor. Klinik und heim. 6: 20–21
Taylor, R.; Lakotta, B. (2010): Ein Leben wie im Fegefeuer. – Interview mit Richard Taylor. DER SPIEGEL 9

Dank. Der Verlag Hans Huber dankt dem Spiegel-Verlag, dem Mabuse-Verlag und Health Professions Press für die Abdruckgenehmigungen von Textteilen aus oben genannten Interview- und Buchpublikationen der genannten Verlage.

Internet-Links

Richard Taylors Website: www.richardtaylorphd.com – hier kann auch ein Newsletter in deutscher Sprache angefordert werden.

Autorenverzeichnis

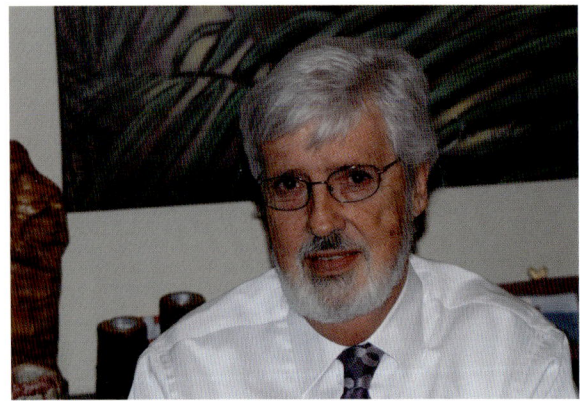

Texte:
Richard Taylor (68), Psychologieprofessor aus Houston, Texas, erhielt 2001 im Alter von 58 Jahren die Diagnose «Demenz, vermutlich vom Alzheimer-Typ». Er begann daraufhin seine Gedanken und Erfahrungen aufzuschreiben, um besser zu verstehen, was in ihm vor sich ging. Aus diesen Dokumenten entstand sein Buch «Alzheimer und Ich». Richard Taylor ist heute der prominenteste Alzheimer-Aktivist der USA. Er setzt sich für die Interessen von Menschen mit Demenz ein, hält Vorträge zum Thema, ermutigt andere Betroffene sich einzumischen und schreibt regelmäßig in seinem Blog auf seiner unten angeführten Homepage.

Kontakt:
Richard Taylor. Homepage: www.richardtaylorphd, E-Mail: richardtaylorphd@gmail.com

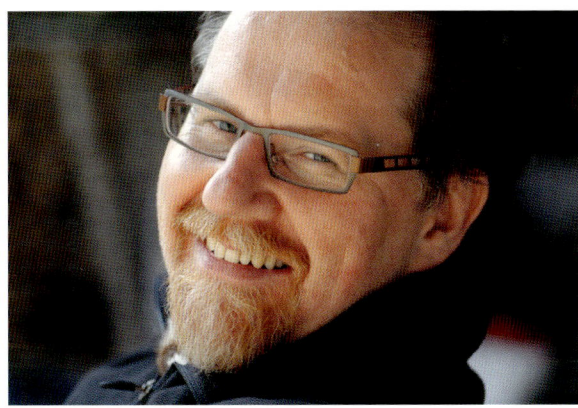

Fotos:
Jürgen Georg (47) ist Pflegefachmann, -lehrer, -wissenschaftler (MScN). Er arbeitet als Lektor beim Verlag Hans Huber in Bern und ist Richard Taylors Lektor. Das Fotohandwerk hat er autodidaktisch erlernt und nutzt es u. a. zur Illustration von Fachbüchern und -artikeln sowie im Rahmen seiner Dozenten- und Autorentätigkeit. Er hat mit den im Impressum angeführten Kolleginnen die Texte dieses Bandes ausgewählt, zusammengestellt und mit eigenen Fotos illustriert.

Kontakt:
Jürgen Georg, T: 0049 (0)31 3004548; E-Mail: juergen.georg@hanshuber.com

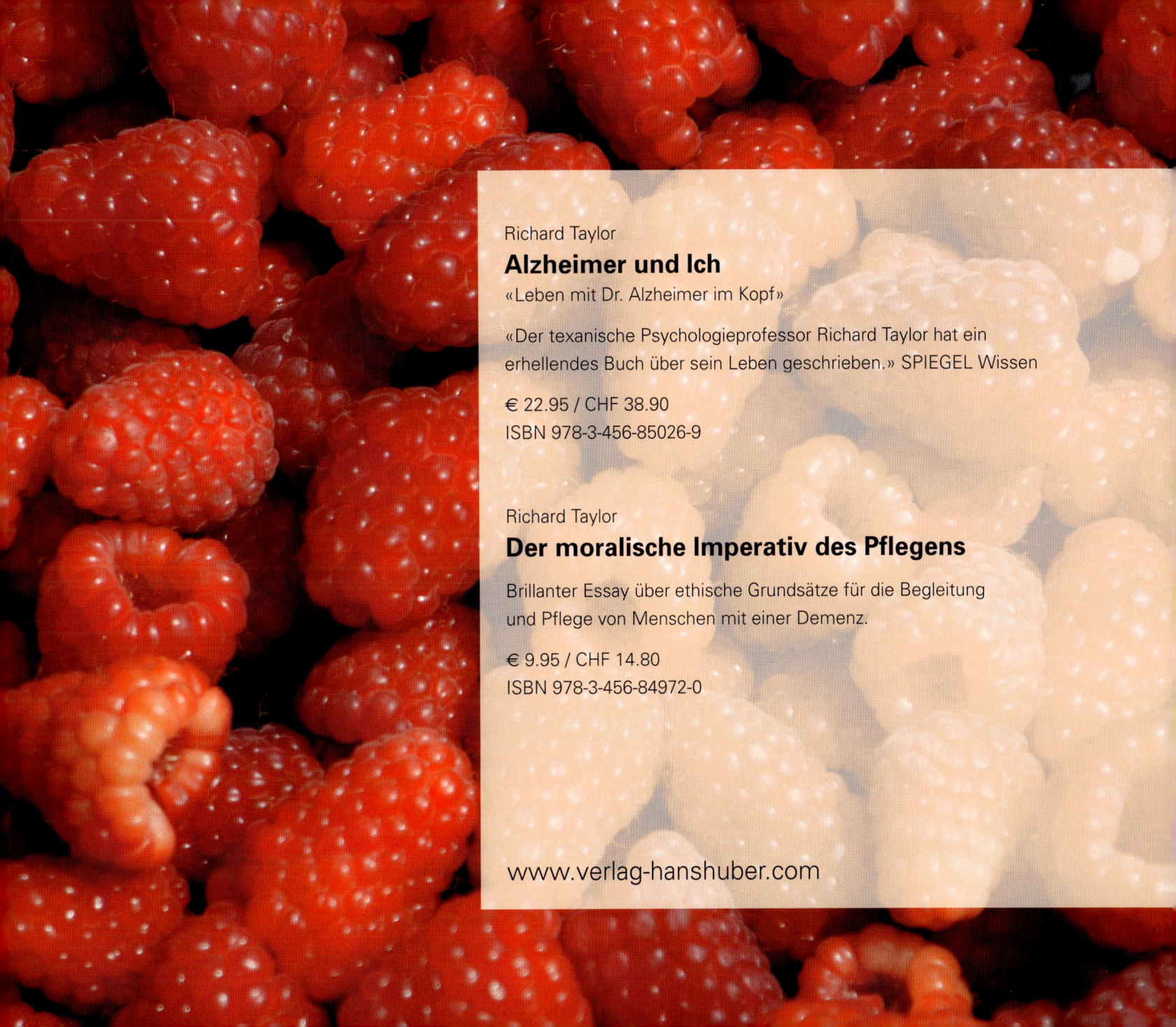

Richard Taylor
Alzheimer und Ich
«Leben mit Dr. Alzheimer im Kopf»

«Der texanische Psychologieprofessor Richard Taylor hat ein erhellendes Buch über sein Leben geschrieben.» SPIEGEL Wissen

€ 22.95 / CHF 38.90
ISBN 978-3-456-85026-9

Richard Taylor
Der moralische Imperativ des Pflegens

Brillanter Essay über ethische Grundsätze für die Begleitung und Pflege von Menschen mit einer Demenz.

€ 9.95 / CHF 14.80
ISBN 978-3-456-84972-0

www.verlag-hanshuber.com